この道を生きる、心臓外科ひとすじ

天野 篤 Amano Atsushi

NHK出版新書
401

この道を生きる、心臓外科ひとすじ　目次

序——迷わず行けよ、行けばわかるさ

天皇陛下の執刀医

二〇一二（平成二四）年二月一〇日。宮内庁の皇室医務主管からの連絡を受け、私は東京大学医学部附属病院へと向かいました。そこで見せられたのは、天皇陛下の心臓が写し出されたフィルム。前年の二月に実施された、冠動脈《かんどうみゃく》の造影検査の結果でした。

陛下の心臓の状態が思わしくないことは、すでに公にされていました。冠動脈の血管の狭窄《きょうさく》が見つかった前回の検査から一年が経過し、もしも病状が進行しているようであれば、手術が必要になるかもしれない。再検査の結果を見て、外科医の判断として手術が望ましいのであれば準備をしてほしいと告げられたのです。

なぜ私が天皇陛下の執刀医に選ばれたのか？　東大病院で行われる手術に、私大出身の医師が招請《しょうせい》されることは、異例と言っていいでしょう。そのことを、後に興味本位で取り上げたマスコミもありましたが、気持ちの中に驚きは一切ありませんでした。

「この役目を、自分の他に誰が担うんだ……」

心の中で自問自答しました。そして、このミッションは約二〇年にわたって年間三〇〇例以上の心臓外科手術を執刀してきた私の経験に対して課せられたのであり、自分以上に結果を出せる医師はいないと確信したのです。

「この道を行けばどうなるものか。……迷わず行けよ、行けばわかるさ」

これは、プロレスラーのアントニオ猪木さんが引退セレモニーで、ファンに向けて朗読したメッセージの一節。もともとは一休和尚《おしょう》の言葉だと言われています。高校生の頃から猪木さんの大ファンだった私は、大きな決断を前にするときには、つねに心の中でこの一節を唱えています。このときも、まさにそうでした。

陛下の心臓の再検査は翌一一日でした。確認された血管の狭窄は二カ所。その結果を前に、いろいろな意見が出されましたが、私の判断に迷いはありません。

もっとも確実な治療方法は、冠動脈バイパス手術だ――。

心臓に新鮮な血液を送っているのは三本の冠動脈です。その血管が動脈硬化によって詰まったり狭くなったりすると、必要な栄養素や酸素が心臓の筋肉に届かなくなります。そこで、別の血管をつなぎ、十分な血液が流れる迂回路《うかいろ》(バイパス)をつくるのが冠動脈バイパス手術です。

バイパスに用いる血管は、患者さん自身の血管です。胸板の裏にある左右の内胸動脈、胃の周りにある右胃大網動脈、両腕にある橈骨《とうこつ》動脈、両脚にある大伏在《だいふくざい》静脈、腹部にある二本の下腹壁動脈——あわせて九本ある血管はグラフトと呼ばれ、成人では取り出しても血行障害や後遺症の心配がありません。

私は他の医師団とともに天皇皇后両陛下と直接向き合い、手術について具体的に説明したところ、手術という選択を、陛下も受け入れられました。それは、手術前の患者さんと医師との間で必ず交わされるインフォームドコンセントなのですが、さすがにこのときは身が引き締まる思いがしたものです。

陛下の手術は、一週間後の二月一八日。その間に私がやったことは、自分自身のコンディションの維持に努めることと、手術のシミュレーションを徹底的に繰り返すことでした。

といっても、それは手術に対する普段の姿勢です。日本中が注目する手術ですから、多少の緊張は感じていましたが、天皇陛下の手術のために特別な準備をしたということはありませんでした。

実際の手術は、いまでも鮮やかに覚えています。プレッシャーはまったく感じませんでした。自分の中では一点の曇りもなく、やれることに全力を尽くした。それ以上でも、それ以下でもありません。

術後の記者会見で、こう述べました。

「普段の手術を、普段通りにしたということで、結果もおのずとその通りになると思います」

これは、大役を果たし終えた直後の、偽らざる心境です。

心臓外科ひとすじ

私は世の中で言われているようなエリートコースを歩んできたわけではありません。むしろ、まわり道をし、劣等感を抱きながら、医師としての人生を歩み始めたと言ってもいいでしょう。そして今日まで、患者さん一人一人の命のために、自分にできることを追い求めながら、一途《いちず》に、一心に、心臓外科ひとすじに、取り組んできただけなのです。

普通の人生ではないという自覚もあります。脇目もふらずひたむきに一つの仕事に打ち込む生き方、と言えば聞こえはいいのですが、私の場合は手術を究《きわ》めんとするうちに、手術以外に能がなくなってしまったと言ったほうがいいかもしれません。しかし、その日々の積み重ねが、振り返れば六〇〇〇例という手術件数となって、自分の手技を支える拠《よ》り所《どころ》となっていたのです。そして、誰よりも場数を踏んでいるという裏づけがあったがゆえに、天皇陛下の執刀医という大任を与えてもらったという気がしています。

天皇陛下の治療に携われたことに対しては、心から感謝しています。ただ、心臓外科医としては、会見で述べた通り、特別な手術をしたという実感は持っていませんでした。

でした、と過去形で言うには理由があります。詳しくは後述しますが、陛下の手術を執刀したことは、自分の人生に非常に大きな影響を及ぼすものであったということを、いまは強く感じているからです。

一九五五（昭和三〇）年生まれの私は、この本が出るときには五七歳です。心臓外科医が第一線で働けるのは、昔は五五歳が限界だと言われていました。それを思えば、すでに私の賞味期限は切れていることになります。

しかし、いまの私は、まだまだ自分には学ぶべきことがあり、医師として発展途上にあるとさえ感じています。実際に、この歳になって、人生の中ではじめて見えてきた景色がたくさんありますし、もっと違う景色を見てやろうという好奇心も失ってはいません。

迷わず行けよ、行けばわかるさ。

その生き方を貫いてきたからこそ、知りえたものがある。

その生き方を貫いているからこそ、前に進むことができる。

心臓外科医ひとすじの愚直な歩みの中から、なにかしら心に響くメッセージを読者のみなさんが感じ取ってくれたとしたら、これにまさる喜びはありません。

第一章

手術は闘いだ

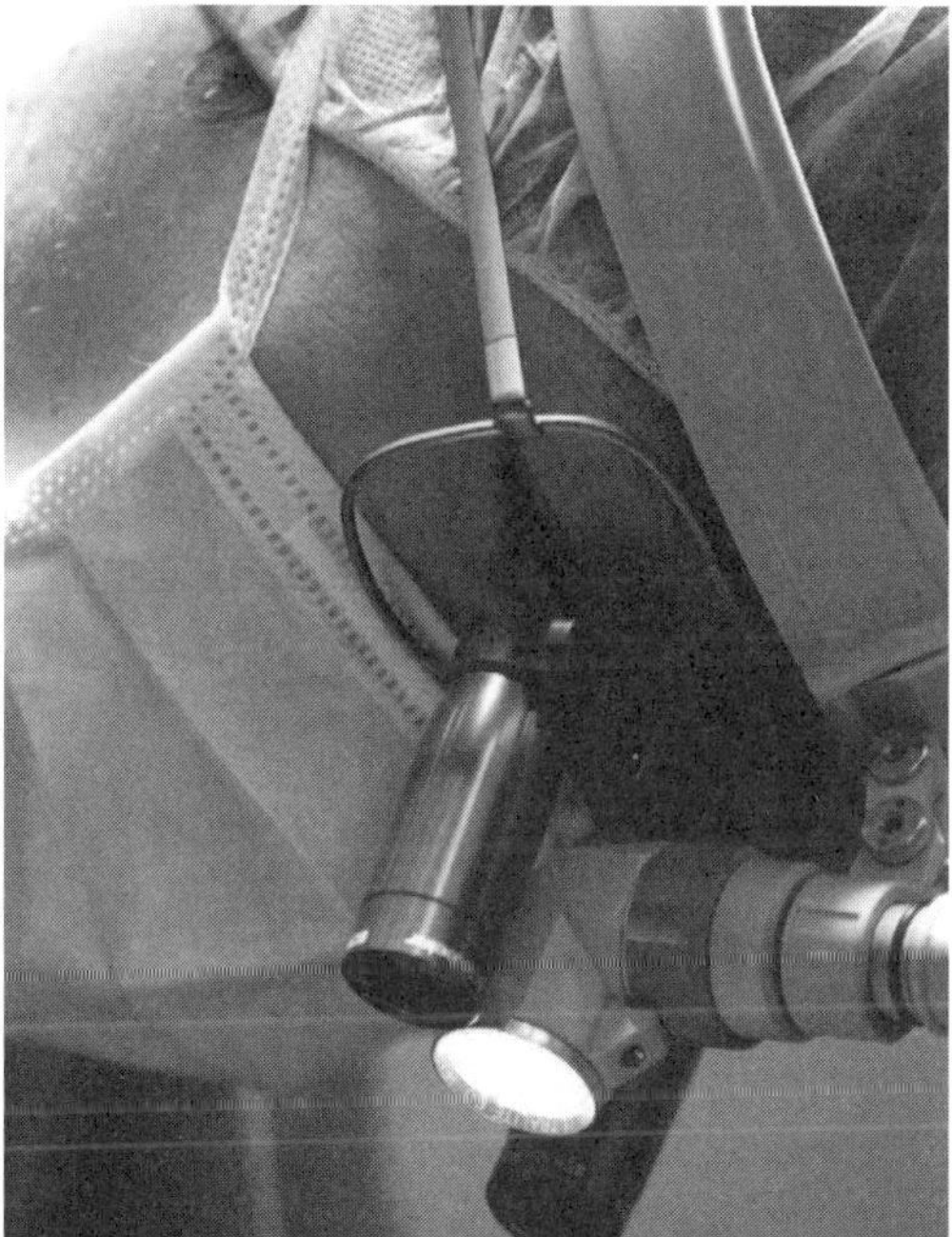

手術室で大地震に見舞われた！

二〇一一（平成二三）年三月一一日。東日本大震災が起きた午後二時四六分過ぎ、私は勤務する順天堂医院の手術室にいました。

手術台に横たわっていたのは、正常に機能しなくなった僧帽弁《そうぼうべん》と大動脈弁を一五年前に人工弁に置き換える手術を施《ほどこ》した患者さんでした。当時、使われていた人工弁は、縫合部材質が体になじみにくく、経年とともに外れたり、綻《ほころ》びが出たりすることが判明していました。その患者さんも、二つの人工弁を新しいものに置き換えなければならなかったのです。

九時三〇分に始まった手術は、難易度の高いものでした。心不全で拡大した心臓が胸骨と癒着《ゆちゃく》している状態で、そこにメスを入れれば大出血する可能性がありました。手術は、まず癒着を慎重に剝離《はくり》し、それから心臓を止めて人工心肺につなぎ、二つの古い人工弁を取り外し、新しい人工弁に換えるという手順で進められました。

ビリビリッという音とともに、いきなり手術室全体が大きく揺れたのは、二つ目の人工弁の置換《ちかん》に着手しようとしていたときのこと。病院の建物は耐震構造ですが、天井のアームに取りつけられた照明の無影灯がブンブン動き、二度目の長周期振動では患者さんが手術台から落ちそうになったほどです。

「危ない！」と叫ぶ麻酔科の女性医師の声を耳にしながら、私は助手たちに「持ち場を離れるな」と指示していました。そのとき患者さんの心臓は、止めてから三時間くらい経っていました。患者さんは高齢者。体力を考えれば、ここで手術を中断することは命にかかわる。このまま手術を続行すること――それ以外に私たちがやれることはないのです。

心配したのは停電でした。以前、他の病院で手術中に雷が落ちて、突然停電に見舞われたときの記憶が頭の中を過《よ》ぎります。そのときは自家発電に切り替わるまでの三分ほどの停電でしたが、心臓を止めて人工心肺につないでいる状態では、その三分が命取りになりかねません。

幸い停電にはなりませんでした。余震はたびたびあったものの、最初の大きな揺れをしのいだのだから、慌《あわ》てずに自分の持ち場をしっかり守れと助手たちを叱咤《しった》しながら、私は淡々と手術を続けました。

無事に手術を終えたのは、夕方の六時過ぎ。東北で甚大《じんだい》な被害があり、東京の街もたいへんな事態になっていたことを、そのときはまだ知りませんでした。が、病棟で待っていた患者さんのご家族は、被災の状況が分かっています。

「全部、きちんとできましたよ」という私の言葉を聞くと、患者さんの奥さんは、「あの揺れの中で、主人はもう帰ってこないと思っていました」と、声を詰まらせながら大粒の涙を流しました。

その患者さんが無事に退院したのは一カ月後。笑顔とともに口から出た、「誕生日がもう一つできました」という言葉が、とても印象に残っています。

執刀して終わりではない

心臓病は、日本ではがんに次いで高い死亡率を示しています。高齢者の増加にともない、心臓病の患者数も増え続け、毎年一五万人もの人が命を失っています。過労死や突然死の多くも、心臓病が原因です。

心臓の停止は、人の死を意味します。心臓が止まり、脳に血液が送り出されなくなる状態が五分続けば、ほとんどの場合、脳の機能に大きなダメージを受けることで人は死に至ります。

心臓手術とは、患者さんの〝命の間合い〟に入ることです。一度胸を開いたら、たとえ地震が来ようが、後戻りはできない。バイパス手術であれば、切り離したグラフトを冠動脈につなぎ、血液が流れることを確認するまでは、何があっても手を止めることは許されません。

手術に妥協することは、命に妥協すること。それは、外科医の良心として絶対にあってはならないことです。一旦、手術が始まったならば自分の命に代えてでも患者さんの命を救おうという覚悟がなければ、執刀する資格はないとさえ思います。

心臓の手術というと、一般の人には、まだまだ危険がともなうたいへんな手術だという認識が強いかもしれません。実際に、「できれば手術は避けたい」という患者さんは、いまも少なくありません。

たしかに命を左右する手術ですが、心臓の疾患の多くは、適切な手術をすれば元気な頃の状態に戻ることが可能になります。これは、私が確信をもって言えることです。

たとえば、早期がんの患者さんの場合、手術がうまくいったとしても、「再発するのではないか？」「自分はがんになりやすい体質なのではないか？」という不安までは払拭《ふっしょく》できません。一方、心臓の疾患は手術でしっかり治してしまえば、多くの患者さんが再発を心配することなく、診断を受ける以前と変わらない日常生活を送れるようになります。

私のもとには、術後に元気になった患者さんたちから、たくさんの手紙が届きます。そこにはお礼の言葉だけでなく、生きがいを見つけて再び社会貢献ができるようになった自分自身を誇らしく思う喜びが活《い》き活きと綴られています。

心臓手術は、心臓病に苦しむ多くの患者さんが、幸せを取り戻すための手段なのです。

いまでも多いときは、私は一日に四件の手術を執刀します。一件の手術を終え、休む間もなくただちに次の患者さんが待つ隣の手術室へと向かうこともよくあります。

手術を完遂《かんすい》することが私の仕事です。しかし、無事に手術を終えたことで、医師と患者さんとの関係が終わるわけではありません。

いつも頭の中で考えているのは、圧倒的に患者さんの術後のことです。心臓に起こっている異変を治すのは、患者さんと執刀医との関係の入口にすぎません。患者さんの病気の苦しみを取り除き、健康を回復して日常を取り戻してもらい、社会復帰を果たし、さらに自信を深めて、いままで以上に充実した生活を送ってもらうこと。そして、患者さんを支えてきたご家族が心労から解放され、平穏な日々を過ごせるようになること。それが、心臓手術の目的であり、心臓外科医が目指す患者さんとの関係でもあるのです。

無意識のうちに手が動く

これまでに六〇〇〇例を超える手術を執刀してきました。診察しただけの患者さんを含めれば、心臓に疾患を抱えた一万人以上の患者さんと関わってきたことになります。その症例の一つ一つが、心臓外科医としての私の手技を支えてくれているわけですが、心臓の疾患の核心部分は一つとして同じものはありません。

診断と検査結果が同じような症例でも、心臓の状態は百人百様です。冠動脈バイパス手術にしても、大動脈弁置換手術にしても、事前に私は綿密なシミュレーションを繰り返します。それでも実際に執刀してみると、検査には表れない病態が認められたり、思わぬ合併症が見つかったりするケースがたくさんあります。

心臓手術は一期一会です。しかし、一期一会の手術を数百例、数千例と経験することによって、膨大なシチュエーションが記憶に刻み込まれます。その記憶を取り出したり、組み合わせたりすることで、いろいろな既視体験が生まれ、一期一会の手術にも適切に対処できるようになるのです。

たとえば、手術中に執刀部位とは関係のないところで出血が起こるケースがあります。過去の経験の中で、どういう状況で起こるのか、どういう患者さんに起こりやすいのか、といったことが知識として蓄積されていれば、場当たり的な処置をしたり、思いつきで対処したりすることはなくなるでしょう。

手術では、フレキシビリティが非常に重要です。が、高いレベルのフレキシビリティは経験の裏打ちがなければ発揮できません。予期していなかった事態に遭遇しても、経験した記憶を組み合わせれば、必ずいくつかのパターンが見えてきます。そして、目の前の状況に対してベストだと思える方法を選択し、それで十分に対処できなければ、セカンドベストの選択を、それでもダメなら三番目の対処法を選択する。そういう判断をじっくり考えてから下すのではなく、無意識のうちに自然に手が動くようになれば、手術の精密度や完成度はおのずと高まっていくと考えています。

また、心臓を見て、患者さんがどんな生活を送ってきたのかが分かることもあります。たとえば、血管のふくらみや弁の状態を見て、基礎疾患を放っておいたと予測できることがよくあります。少し前にも、私が「長い間、高血圧を放っておきませんでしたか？」と聞くと、「実はそうなんです」と答えた患者さんがいましたが、普段から健康に気を配っていれば、避けられる心臓の疾患も少なくありません。

冠動脈バイパス手術とは？

本書を著すきっかけになったのは、二〇一二年五月にＮＨＫで放送された『プロフェッショナル　仕事の流儀』という番組です。このときは、数カ月にわたって番組スタッフが私の仕事に密着しましたが、その間に桁外《けたはず》れな難手術を経験することになりました。

患者さんは、高橋尚子さんという音楽の先生をしていた四六歳の女性でした。勤務中に倒れ、自力で立つことができなくなり、地元の病院に運ばれましたが、治療は困難だと言われ、私を頼ってきたのです。

高橋さんは二〇代のとき、全身の血管がもろくなる難病を患いました。弱った血管はす

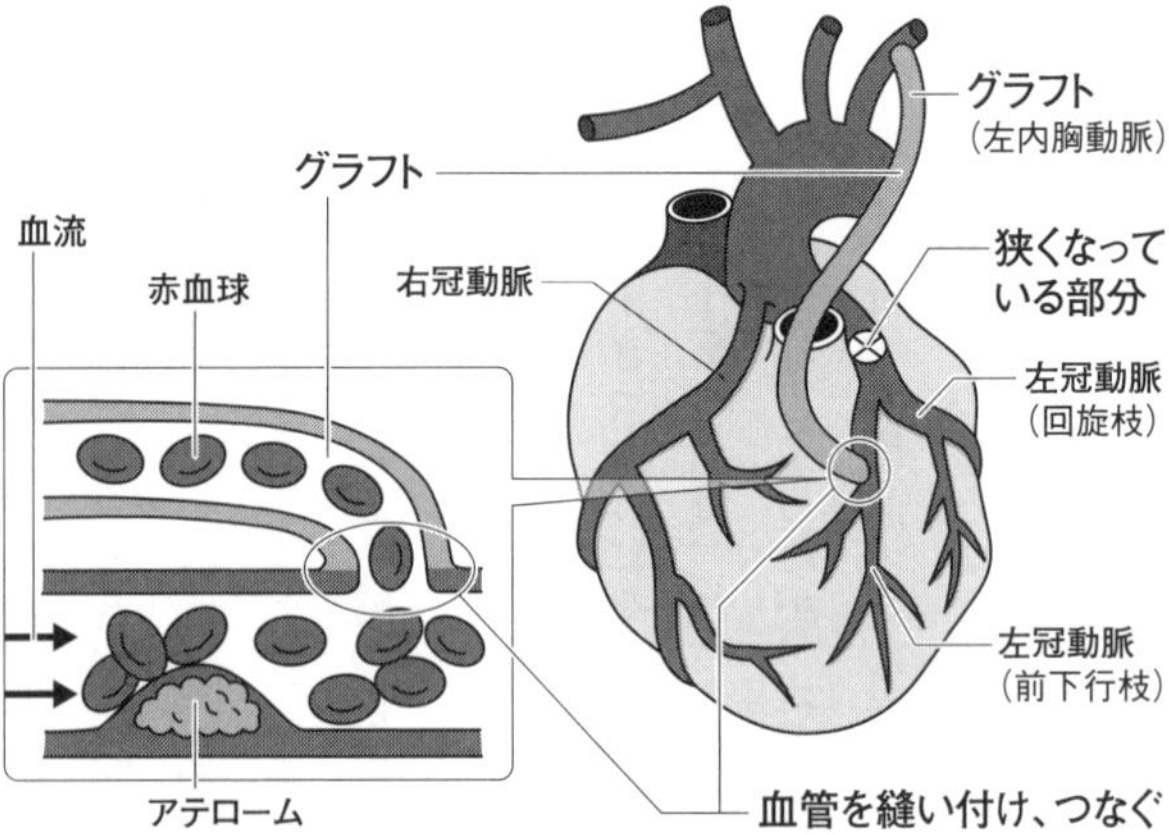

一般的な冠動脈バイパス手術の例

「悪玉コレステロール（LDL）」が増え、血管壁の中に入り込んでしまい、それが蓄積してできる「アテローム（粥腫《じゅくしゅ》）」によって血管が狭くなり、硬化して十分に血液が流れなくなった冠動脈に、体内の他の部分の血管（グラフト）を採取してつなぎ、十分に新鮮な血液が流れるように、「迂回路（バイパス）」をつくる。

ぐに詰まってしまいます。そのため、高橋さんはこれまでに三度も心臓手術を受けていたのです。

　しかし、彼女の心臓は健康を取り戻すまでに回復することができませんでした。順天堂医院での検査の結果、彼女の心臓を動かす三本の冠動脈が、すべて詰まっていることが判明したのです。しかも、大動脈が肥大化し、付け根の大動脈弁からは血液の逆流も起きていました。

　検査の結果を見ただけで、心臓は動いているのが精一杯の状態であることが分かります。その苦しみと闘いながら、ベッドで寝ている高橋さんが必死で生きようとしていることも、私には伝わってきました。

彼女の心臓を治すには、三本の冠動脈のバイパス手術と、大動脈を人工血管に取り替え、大動脈弁を人工弁に交換する手術が必要だと判断しました。それだけでも難易度の高い手術ですが、高橋さんのケースは他にも困難な問題が多々あったのです。

序章でも述べましたが、ここでも解説しておきます。心臓に新鮮な血液を送っている三本の冠動脈が動脈硬化によって詰まったり狭くなったりすると、必要な栄養素や酸素が心臓の筋肉に届かなくなる。そこで、別の血管をつなぎ、十分な血液が流れる迂回路（バイパス）をつくるのが冠動脈バイパス手術です。

バイパスに用いる血管は、患者さん自身の血管です。胸板の裏にある左右の内胸動脈、胃の周りにある右胃大網動脈、両腕にある橈骨動脈、両脚にある大伏在静脈、腹部にある二本の下腹壁動脈――あわせて九本ある血管はグラフトと呼ばれ、取り出しても血行障害や後遺症の心配がありません。

これまでの三度の手術で、彼女はバイパスに使える九本のグラフトのうちの五本を、すでに使ってしまっていました。残る四本のグラフトも、調べてみると詰まりがひどく、使える部分が一部しかありません。さらに、三度に及ぶ手術の影響で、心臓と胸骨の癒着も深刻な状態だったのです。

「いつ何どき、誰の挑戦でも受ける」

手術の難易度はリスクスコアで表されます。患者さんのコンディションのデータを打ち込んでいくと、手術後一カ月以内の死亡率が何％と数値化されて出てきます。高橋さんのリスクスコアは一六％。その数値は、一見すると低いように感じられるかもしれませんが、学会などで報告される例では、リスクスコアが二〇％を超える手術では、実際の死亡率は五〇％前後にもなります。高橋さんの心臓手術は、私自身の六〇〇〇例を超える経験の中でも、きわめて高いハードルであることは火を見るよりも明らかでした。

しかし、臆する気持ちは一切ありません。頭の中に最初に浮かんだのは、この一言。

「いつ何どき、誰の挑戦でも受ける」

これはアントニオ猪木さんの言葉です。序章にも記しましたが、私の世代にとって、猪木さんは勝つことを義務づけられたヒーローでした。患者さんの命の間合いに入る心臓手術も、勝たなければ意味がない。この名言は、手術に対する私の信条といっしょです。日頃から、この言葉を使って手術中に助手たちを奮い立たせることもしばしばあるほどです。

外科医としてある程度のキャリアを積んでくると、自分の手技の特徴のようなものが自然と分かってきます。得手不得手と言ってもいいでしょう。すると、確実に対応できる症状の患者さんばかりを扱いたくなる時期が訪れるものです。かつて私にも、やり慣れた手術だけをしていたい、困難な手術は別の病院に任せてしまえばいいという誘惑に駆られた時期がありました。現実に、教えてもらった手術しか執刀しないという選択をする外科医はたくさんいます。その選択を頭から否定するつもりはありませんが、私自身は誘惑に打ち勝つ努力をしてきたし、克服できたことが現在の自分の〝強さ〟になっていると感じています。

だからこそ、たとえばセカンドオピニオンを求めて訪ねてきた患者さんに対して、「私のほうが絶対に高い確率であなたを治せますよ」という言葉を、率直に告げることができるのです。春の季節であれば、順天堂医院の病室からは満開の桜が見えますが、「来年もまた、この桜を見ることができるでしょうか?」という患者さんには、自信を持って「私が必ず見せてあげます」と言える。そして、言葉通りの結果も出せると思っています。

高橋さんの心臓の状態は、急速に悪化していました。手術をしなければ、間違いなく命の灯《ともしび》は光を失ってしまいます。彼女の手術は、真っ向から勝負を挑む闘いでした。

カメラの前で執刀した難手術

闘いは、手術前から始まっています。画像診断の結果を元に、手術のプロセスを何度もシミュレーションします。そして、手術中に起こりうるトラブルを徹底的に割り出し、個々のトラブルに対する回避策を二の矢、三の矢まで考えておかなければなりません。

高橋さんのケースは、最初の難関が胸骨と心臓との癒着でした。CTの画像では、心臓の片側が胸骨を被《おお》うように張りついています。これは、心臓の上部にあるわずかな隙間からメスを入れ、徐々に剝《は》がすことにしました。

また、癒着を起こしている状態で通常のバイパス手術を行えば、つないだ血管が癒着に巻き込まれ、血流が止まってしまう恐れがあります。その危険を回避するために、バイパスとなる血管は胸骨に触れないよう心臓の裏側を通すことに決めました。そのためには通常よりも長い血管が必要になります。ところが、高橋さんの体内に残るグラフトは、血管の病気の影響で使えない部分もあり、長さが足りなかったのです。

それを、できない理由にするわけにはいきません。長さが足りなければ、足りるようにする方法を考える。私は彼女の体から取り出したグラフトの使える部分をつなぎ合わせることにしました。短いパイプを何本もつないで、一本の長いパイプをつくる要領です。

順調に行って一〇時間——。そう読んだ高橋さんの手術は、手術室の都合もあって午後一時に始まりました。

最初の癒着剝離から、いきなり難関です。癒着している心臓の組織が硬くなっていて、メスがなかなか入っていきません。無理に剝がそうとすれば、大出血を引き起こしかねない。胸骨を持ち上げるようにして、慎重に、時間をかけて少しずつ剝がしていくしかありませんでした。

次はバイパスに使うグラフトの採取です。これは大きな問題もなく取り出せましたが、高橋さんの血管は病気の影響で細くてもろいため、扱うには細心の注意が必要になります。

採取した血管は、すぐに心臓にはつなぎません。血管の表面に凹凸があると、血液の流れの妨げになる可能性があります。血管表面の付着物は、〇・一ミリ程度の薄皮も見逃さず、きれいにつまみ取ってやります。そういった地道な手技の積み重ねが、手術の質を高めるのです。

そこまでの作業で五時間が経過していました。想定していたペースよりも、一時間オーバーです。繊細さも大事ですが、心臓手術は時間との闘いでもあります。ていねいさと、迅速《じんそく》さ、それを両立させなければなりません。

グラフトを採取した後、心臓を止めて人工心肺に切り替えます。そしてバイパスをつくっていく作業に取りかかりますが、ここにも難関が待ち構えていました。高橋さんの血管は弾力を失っていて、つなぎ合わせるのが非常に難しかったのです。

看護師に「8-0」という糸を指定しました。これは五〇分の一ミリという、髪の毛よりも細い超極細の糸。通常の心臓手術で使われる糸の半分以下の細さです。細やかに縫合できるため、血管に負担をかけることなく、理想的な血液の流れを生み出すことができますが、細すぎて絡《から》みやすいため、扱いには特に注意を要します。

しかし、絡みやすい糸を、絡まないように扱うのは一苦労です。私は医学部の学生だった頃から、暇さえあれば糸結びの練習をしていました。素早く的確な縫合は、手術にとって非常に大切な作業です。縦に結ぶ、横に結ぶ、深いところで結ぶ、右手で結ぶ、左手で結ぶ――。それを日頃から練習することは、野球やテニスの素振りといっしょです。

いまでも私は研修医たちに「一分間で六〇回結べるようになれ」と指導していますが、練習を重ねれば一分間で七五回まで糸は結べるようになる。それと同時に、正確に結ぶ技術も身につく。訓練することで習得できる技術は、訓練しないほうが間違っているのです。

弾力のない高橋さんの血管も、傷をつけることなくつなぎ合わせることができました。これを心臓の裏側に通し、冠動脈に縫いつけます。三本のバイパスがつながり、大動脈を人工血管に置換し終えたのは手術開始から一〇時間後。人工心肺を切り離し、彼女の心臓に再び血液が戻されると、三カ所のバイパスにも十分な血液が流れていることが確認できました。

胸を閉じる作業を助手たちに任せ、私が拡大鏡を外して手術室を出たのは午前一時過ぎでした。しかし、最大の難関はその先に待ち受けていたのです。

トラブル発生

医師室に帰ってきた私は、手術室の様子を映し出すモニターを見ていました。すると、助手たちがにわかに慌《あわ》てふためき出しました。急いで手術室に駆け戻ると、高橋さんの鼓動が急速に弱まっていることが心電図に表れていたのです。

心臓マッサージを施しながら、処置した三本のバイパスを確認する。すると、一本のバイパスに十分な血液が流れていないことが判明しました。

原因は、術野を見てすぐに分かりました。高橋さんの肝臓は、薬の影響で通常では考えられないほど膨張していました。その肝臓が、つないだバイパスの一本を押し潰してしまっていたのです。

起きてほしくはないトラブルでしたが、その可能性は事前のシミュレーションで、少しだけ想定できていました。リカバリーする最善の方法は、新たなバイパスを肝臓に押し潰されないようにつなぐこと。しかし、方法は分かっていても、肝心なものがない。

高橋さんの九本のグラフトは、すでに使い切っています。新たなバイパスに使う血管を、どうするか？

一つの可能性がひらめきました。

右脚の大伏在静脈が使えるかもしれない――。

そのグラフトは二〇年前に採取されていましたが、血管はごく稀《まれ》に新たに伸びてくることがあります。果たして、彼女の右の太腿《だいたい》を調べてみると、大伏在静脈はバイパスに使える十分な長さにまで伸びていました。

その一本の血管は、まさに神様からの贈り物のように感じられました。慎重に採取し、表面の付着物をていねいに取り除き、新たなバイパスとして心臓につなぎます。高橋さんの年齢も幸いしました。体力のない高齢者であれば、手術が長時間に及ぶほど術後の回復が望めなくなります。四六歳という若さだったからこそ、再び人工心肺を装着してバイパスをつなげるという対応が可能だったのです。

高橋さんの手術は、開始から一四時間後に終了しました。そして、二週間後にはリハビリで一キロの距離を歩けるまでに体は回復しました。

『プロフェッショナル　仕事の流儀』の放送の中で、高橋さんはこう話しています。

「助けていただいた心臓なので、うまくつきあいながら、思いっきり自分らしく生きていきたいなと思います」

生きる希望を取り戻した患者さんの声を聞いたとき。それは、心臓外科医という仕事が自分の〝天命〟だと思える瞬間です。

成功率九八%の理由

天皇陛下の手術を執刀してから、マスコミの取材をずいぶん受けました。その際、よく聞かれるのが、こういった質問です。

「他の医師よりも手術の成功率が高い理由はどこにあるのか?」

九八%という成功率は、たしかに心臓外科医の中では秀でた数字でしょう。しかし、命を救えなかった二%の患者さんがいるという事実のほうが、重く感じられます。質問の答えにはなっていないかもしれませんが、その二%の重みを少しでも減らしたいという思いが、私にとって自らの手技のレベルを高めようとする原動力になっています。

心臓手術は、医師が知識と技術と経験とを結集し、結集したものを患者さんに対して表現する行為です。そして、患者さんの心臓の機能を高め、元気な生活が送れるようになるという結果を得ることが手術の目的です。

手術の方法は一つではありません。教科書に載っている基本的な方法もあれば、自分が経験してうまくいったやり方というものもある。選択肢は非常に多様です。

また、どんなに難しい手術でも、ほとんどのケースは過去に誰かが行っています。多くの論文に目を通していれば、この事例が該当すると思えるものが必ずあります。

自分の中にどれだけたくさんの引き出しがあるか。その引き出しの中から、患者さんの症状に応じて何と何とを当てはめ、どういう流れをつくるか。手術を成功させるためにできることは、その手続きを的確に行うことに他なりません。

手術件数についても、多くの質問を受けます。心臓外科医の手術件数は、平均すれば年間五〇件程度でしょう。年間一五〇件の執刀をしていれば、十分「一流」と評価されるはずです。しかし、私自身の感覚で言えば、その数では見えないものがあります。

多いときで、私は年間四五〇件の手術を執刀します。一五〇件の手術では見えてこないものが、三〇〇件、四〇〇件の手術をすることによって見えてきます。心臓手術は、患者さんの〝命の間合い〟に入ることだと述べました。メスを入れる場所が一センチ違ったら、命にかかわります。その間合いを見切る力は、手術の経験でしか培《つちか》われないのです。

たとえば、居合いの名人と立ち合ったとしましょう。もちろん、私に勝てるはずがありません。しかし、刀を抜かれたときに、刃先から一センチでも距離を置くことができれば、斬られることはない。その一センチの間合いを分かっていることが非常に重要であり、分かるためには立ち合う経験を増やすしかありません。また機を見るに敏で、こちらの間合いに入れなければ勝つこともできないのです。

一センチの間合いが分かって執刀したときと、分からなかったけれども結果的にうまく執刀できたときとでは、手術の完成度は天と地ほども違う。どちらも手術としては成功かもしれませんが、偶然できた結果というのは、再現できない手技です。再現できなければ、どんなにうまくいった結果であっても、それは自分の力量でやり遂げた手術とは言えないでしょう。

私自身、若い頃には自分が思ってもいなかった力が出せて、難しい局面を切り抜けることができた手術を何度か経験しました。そういう手術は、もう一回やれと言われても、たぶん同じようにはできないでしょうし、やるべきではないのです。

手術に偶然の要素があってはなりません。偶然性を排除し、必然性をつくっていく。それが手術を成功させるプロセスです。そして、自分でシミュレーションしたプロセス通りに処置が完了したとき、はじめて医師は満足感を得ることができると思うのです。

勝つためのシミュレーション

手術は勝負事ではありません。しかし、勝たなければ意味がない。勝ちに行くためには、手術前にどこまで場面展開＝シミュレーションできるかがカギになってきます。

まず、最大限の情報収集をする。患者さんの病歴や、術前の検査結果など、とにかくあらゆる情報を集めるところからシミュレーションは始まります。

研修医になったばかりの頃から、私は月曜日から金曜日まで勤務先の病院で寝泊まりする生活を続けてきました。平日に帰宅するようになったのは、ごく最近のことですが、それでも週に何日かは、いまも病院の教授室に泊まり込みます。その理由は、手術を控えて

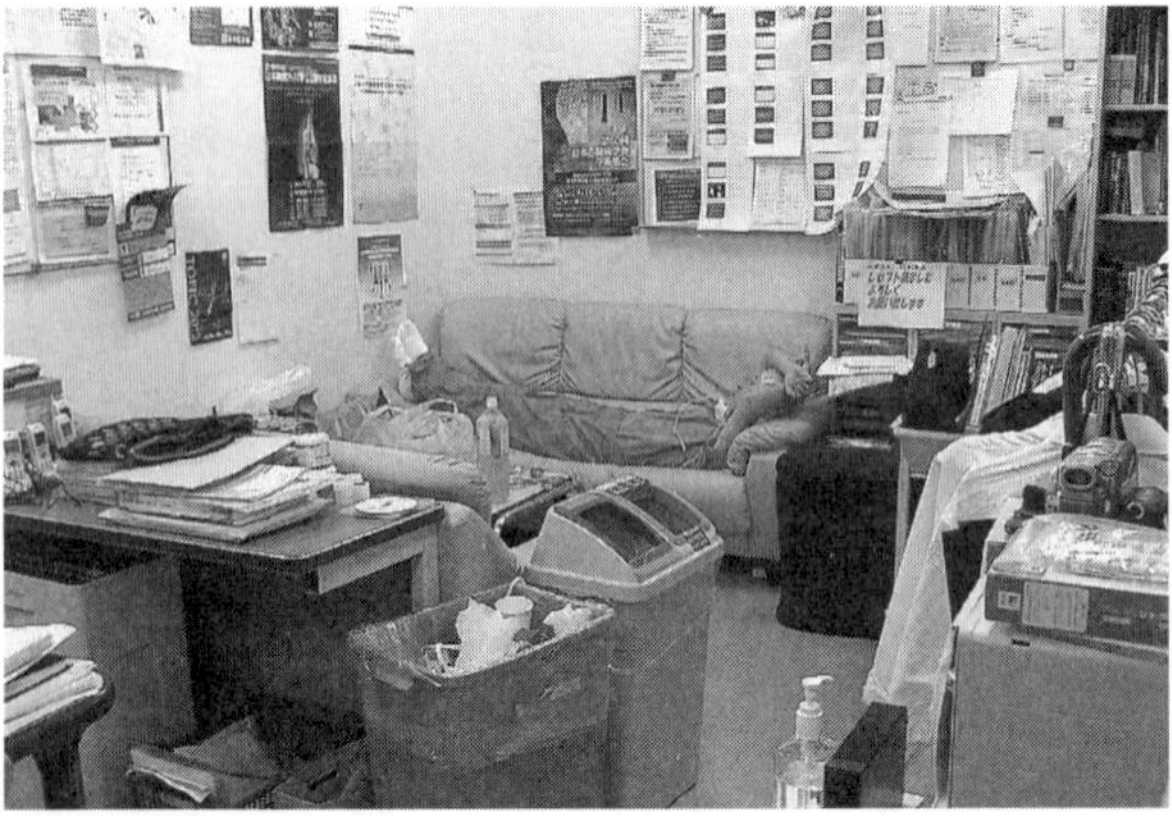
医師室に泊まり込む。奥のソファが定位置。

いる患者さんのデータを分析し、綿密なシミュレーションをする時間が、夜しかないからです。

集めた情報を元に想定した手術の場面は、過去に経験した手術のシーンと重なりながら、スナップショットのように頭の中に取り込まれます。その画像をつなぎ合わせていく作業は、紙芝居をつくるような感覚ですが、決してヒーローが活躍して助けてくれるわけではありません。手術でのいろいろな可能性を考えながら、ストーリーを構築していくのですが、それは将棋のプロが盤面の展開を読みながら何通りもの差し手を考えるプロセスに似ているかもしれません。相手よりも考えるパターンが少なかったら、将棋は負けです。手術も同じで、勝つためには起こりうる可能性——将棋にたとえれば相手の手の内を考え尽くさなければならないのです。

頭の中でスナップショットがスムーズに浮かんでくるときは、手術の流れもはっきりと見えてきます。流れの中で勝負どころとなるポイントも分かりますし、ラストシーンまで一気に描くことができる。実際の手術で行うことの八五％くらいは、事前のシミュレーションで疑似体験できているのです。

トラブルにどう対処するか

執刀中は頭を使うというよりも、五感を最大限に活《い》かすようにします。目で確認できることだけでなく、五感のすべてを総動員して患者さんの状態を感じ取り、それに反応して自然に手が動くようにします。手術の流れの中で行う判断は、二、三秒で下します。ですから、長時間に及ぶ手術でも、手が動いている間は「長い」と感じることはありませんし、疲れも感じません。

手術中に頭を使わなければならないときというのは、シミュレーション通りにいかなかった緊急事態に遭遇したような場合です。たとえば、胸を開いてみたら心臓の状態が事前の所見と違っていて、型にはまった手術ができず、次から次に応用を利かせて対処していかなければならないようなときが、そんな場合です。

あるいは、心臓の真裏の血管がもろくなっていて破れたり、人工弁を付けた心臓の壁の組織に綻びが生じたりするケース。これらは典型的な偶発合併症として報告例も少なくありませんが、万が一、こういう事態が起こったときは、トラブルシューティングに全神経を傾けなければなりません。

描いていた手術の流れの途中で予期せぬ事態が発生したときは、試験の最中に記入した解答の欄が一段ズレてしまったようなものです。処置を後回しにして手術を続けることは、一問目の答えを二問目の解答欄に記入し、そのまま問題を解き進めていくようなものです。最後の問題を解き終えてから、ズレていることに気づいても、取り返しがつきません。たとえ一つ一つの問題に対して適切な解答を導く力があったとしても、納得のいく結果を出すことはできなくなります。

前述した高橋尚子さんの手術のときも、つないだ三本のバイパスのうちの一本に血液が流れないという事態に遭遇しました。事前に想定できていたトラブルではありましたが、これも予断を許さない緊急事態です。どう対処すべきか、今度は五感ではなく頭を使わなければなりませんが、その瞬間というのは緊急事態用のもう一人の自分が上から状況を冷静に見ていて、体に指令を出しているような感覚です。

その指令は、患者さんの長期予後を考えながら下されます。単にトラブルを解消するだけではなく、術後の患者さんがより長い間いい状態でいられることを考えて、できる限りの処置を施す。それが「命に妥協しない」ということであり、そこまでやって、はじめて「ベストを尽くした」と患者さんに告げることができるのです。

力が届かなかった二つのケース

「ベストを尽くす」という言葉には、清々《すがすが》しい響きがあります。しかし、ベストを尽くした手術でも、外科医の力が届く限界を感じることがあるのもまた事実です。

いまから二十数年前、私の記憶の中に深く刻み込まれた手術がありました。患者さんは軟式テニスの国体選手だった二〇歳の女性です。疾患は心臓の肉腫《にくしゅ》。いわゆるがんのことですが、粘膜《ねんまく》にできる腫瘍《しゅよう》をがんと呼ぶのに対して、粘膜のない心臓にできる腫瘍は粘液《ねんえき》腫《しゅ》や粘液肉腫などと呼ばれます。

その患者さんの心臓は、かなり深刻な状態でした。悪性の腫瘍に冒《おか》された心臓の壁の大半を取り除き、その後で人工の材料を使って心臓をつくりなおすような手術が必要でした。さらに、問題は出血です。輸血のために、若くて元気な人の血液が大量に必要になる。このときは館山《たてやま》航空自衛隊の隊員三〇名の協力を得て、患者さんの全身の血液を入れ替える交換輸血に近い方法で手術を行いました。

約八時間に及ぶ手術は、結果としては成功したと言えます。しかし、悪性の腫瘍は心臓以外の臓器にも遠隔転移していたのです。転移が見つかってから、化学療法などが施されましたが、一年後、その患者さんは亡くなりました。

自分が手術をしたことで、患者さんの寿命を一年間延ばすことができたのは、ベストを尽くした結果です。しかし、それでも、病気を克服して元気な生活を取り戻してほしいという目的までは果たせませんでした。

また、これも二〇年ほど前の話ですが、冠動脈バイパス手術をした男性の患者さんがいました。内胸動脈を二本使った、天皇陛下と同じ手術です。術後の経過は非常に良好で、患者さん自身もこれからの生活に希望を持ち始めていた矢先。レントゲン検査で肺がんが見つかったのです。その時点で、かなり病状が進んでいて、もはや処置は手遅れでした。心臓の手術から九カ月後、その患者さんは亡くなりました。

死因は肺がんですから、私が責められる理由はありません。それでも、自分が心臓手術をしたときには、すでに患者さんの肺はがんに冒されていたのです。助けることはできなかったのか、肺の異常に気づくことはできなかったのか……。

自分にできることをすべてやり尽くしても、「届かない」と感じるのは、こういうときです。

「ベストを尽くす」ということ

もちろん、ベストを尽くしたことで充実感が得られることは、枚挙にいとまがありません。これは最近の例ですが、一九九四（平成六）年に私が心臓の手術をした患者さんがいます。術後、半年に一度、経過を見守りながら検査を受けてもらっていたのですが、二年ほど前に肝機能の異常値が出ました。心臓の状態に問題はありませんでしたから、場合によっては見過ごされてしまうケースですが、私は直感的に「おかしい」と感じ、すぐに内科の医師と連絡を取りました。検査を受けてもらうと、その患者さんに大腸がんが見つかったのです。患者さん本人にはまったく自覚症状がなかったのですが、がんはさらに肝臓にも転移していて、手術が難しいほど進行していました。

内科の医師は、余命三カ月という診断を下しました。それでも、心臓は元気です。私は患者さんに進行がん治療に実績のある病院の医師を紹介し、最新の化学療法を受けるよう勧めました。そして、治療を続けるうちに、肝臓のがんが少しずつ小さくなっていったのです。これならば、がんの手術をして命を存《なが》える意味も出てくるということになり、その病院で大腸がんの手術を、また別の専門病院で肝臓がんの手術をすることになりました。

その患者さんは、いまでは普通に生活をして、趣味のゴルフも楽しんでいます。その後も半年に一度、心臓の診察で私のところに訪れるときは、こんなふうに言ってくれます。

「あのとき先生が気づいてくれなかったら、いまごろ僕は生きていないでしょうね。大病はしたけれど、いまは定期的に先生に心臓を診《み》てもらい、転院した病院で腫瘍科の先生に診てもらい、また別の先生に肝臓を診てもらっている。自分の健康を三人の先生に見守っていてもらえるのだから、僕は幸せです」

ベストを尽くす――。それは、与えられた場の中で、自分が持っている最大かつ最高のものを表現することです。それをしなかったら、予期していない結果が出てきたときに、必ず「あのときこうしておけばよかった」という後悔をすることになるのでしょう。

どんなときでも、自分の引き出しの中からもっとも揺るぎないものを出していく力は、一朝一夕には確立できません。それを可能にするには、形になっていないものを形にしていく努力をコツコツ積み重ねるしかないのです。

宇宙の中の真理とか、人間の一生とか、そういうことを考えると、自分にやれることなどちっぽけなものだと感じられます。しかし、ちっぽけな存在だからといって、何の努力もしなかったら、生きている価値そのものを否定することにもつながるでしょう。そういった宗教的な思想は、誰かに教わったわけではありませんが、自分の頭の中に明確に存在しています。

いまでも悩むことはあります。手術をしながら、自分の未熟さを思い知らされることもあります。そのときに立ち止まったり、後戻りをするのではなく、自分がやれるもっとも有益なことに向かってひたすら突き進む。難しいことではありません。自分が命を懸《か》けて取り組んできたことがあるなら、その道にさらなる一歩を踏み出すことは、自分にとって一番簡単な方法であり、解決への一番の近道であるはずです。

自分の信じる道を、迷わずに、歩み続けること。それこそ自分を成長させ、相手に利益をもたらし、社会に貢献できる生き方でしょう。

第二章　劣等心の中の探究心

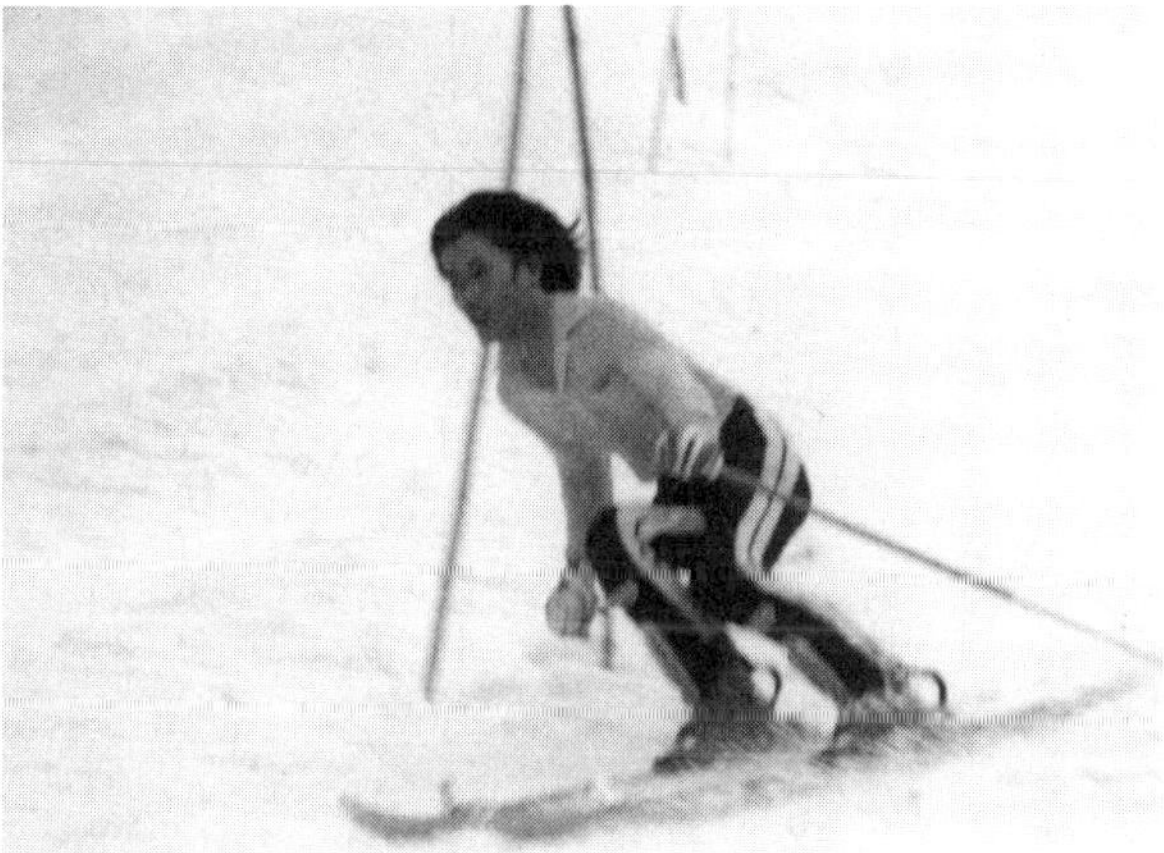

日本大学医学部時代、スキーを楽しむ

エリートが通らない道

マスコミで取り上げられるとき、私は〝落ちこぼれ〟と紹介されることがあります。ありありがたくはない形容詞ですが、経歴を見れば、そう言われても仕方がないかもしれません。

医学部に入るまでに三年浪人し、しかも、入学できたのが国立大ではなく私大の日本大学の医学部ですから、医師としては一般的なエリートのイメージとはかけ離れたスタートを切ったと言ってもいいでしょう。

私は自分の生き方を「偏差値50」と形容することがあります。このことについては後述しますが、大きな挫折を味わうことなくエリートコースを歩んできた人たちの多くは、高い偏差値を獲得することをターゲットにしてきたでしょう。知識はどんどん吸収できるけれど、教科書にはない状況で求められる能力は身についていない。自分が窮地に立たされたときの対処法は、いつも誰かが教えてくれる環境で育ってきたとも言えます。

一方、偏差値50の人間は、自分で何とかしなければ上のグループに入ることはできない。偏差値75のエリートたちと伍《ご》するには、彼らとは違ったかまえ方を自分で見つけていかなければなりません。「偏差値50」からスタートした私は、このような流儀にしたがって生きてきました。

スキー部からテニス部へ

さて、そもそも医者になろうと思い始めたのは、高校時代のことです。小中学生時代はそこそこ勉強もできたほうで、高校は住んでいた埼玉県でも有数の進学校である浦和高校に入学しました。が、すぐに挫折を味わいます。

当時、浦和高校からは毎年八〇人程度の東大合格者が出ていました。私は四一〇人中六〇番目くらいの成績で浦和高校に合格しましたから、このままのほほんと高校生活を送っていれば、将来はなんとかなるだろうと、入学当初は考えていたのです。

ところが、待っていたのは甘くはない現実でした。高校時代の私の生活は、中学の卒業旅行で興味を持った冬季のスキー練習を充実させることが中心になり、興味は勉強以外のことに向けられました。一方、クラスメイトは若い頃の勉強が大事であるということに、いち早く気づいた連中ばかり。成績はどんどん抜かれていきます。思えば、これが自分にとって最初の挫折と言えるかもしれませんが、進学校という競争社会で勝ち抜く努力をしていなかったのですから、当然の結果です。

しかし、振り返ってみると、高校生活で体験したことには、心臓外科医の仕事に大きなプラスになっていると感じられることがたくさんあります。スキーの練習もその一つでしょう。

実は、高校に進学して最初に入ったのは柔道部でした。しかし、体格の成長期にある高校生では、大きな人に小さな人が勝つチャンスは少ないと感じました。また、上級生のシゴキのような練習にも嫌気がさして退部しました。

スキーは、始めて一年間でずいぶんと滑《すべ》れるようになり、腕前には少々自信もあったので、将来はスキーのインストラクターになろうかと考えたこともあったほどです。浪人中も、さすがに冬季の受験時期にスキー場に行くことはありませんでしたが、入学試験が終わると結果を待たずにゲレンデに直行していました。

そのようなこともあり、大学に入学するとすぐにスキー部に入部しました。しかし、予想に反してそこは非常に居心地が悪かったのです。部内で優先されたのは、スキーのうまさよりも上下関係。運動部ではよくある構図ですが、自分よりも下手な先輩が当たり前のように威張っている封建的な雰囲気に、どうにもなじめませんでした。

年功序列や経歴ではなく、実力で勝負できる世界で生きていきたい——。そんな気持ちは、すでにこの頃から自分の中に芽生えていたのかもしれません。

スキー部をやめた後、今度はテニス部に入りましたが、こちらは正反対にリベラルな環境でした。ランキング戦というものがあり、上級生にも下級生にも公平にチャンスが与えられます。そこで勝ち上がれば、学年に関係なくレギュラーとして試合に出られました。練習を重ねてレベルを上げれば、自分で結果を出すことができる。これは自分の肌に合っているなと感じたものです。

テニスで身につけた集中力

テニスという競技そのものから学んだことも多々ありました。大学に入ってから始めたということもあって、自分で身につけたプレースタイルは「粘《ねば》るテニス」でした。機を見て前に出ていき、リスクのあるネットプレーを仕掛けるのではなく、ベースラインの手前でじっくり待ち構え、どんなボールが来ても確実に打ち返す。そういう戦い方は、一つ一つの作業を確実に処置していくという手術への取り組み方に生きていると思います。

また、テニスの試合では、たとえば30―30になったときなど、次のポイントを取るか取らないかで試合のゆくえが大きく左右される局面があります。それが分かっていれば展開を読むことができるし、自分のペースで試合をつくることもできる、という試合カンのようなものも、いまの仕事に生きていると感じています。

どんなに難しい手術でも、「ここをしのげば出来上がりが見えてくる」という局面があります。手術はストーリーを構築すると述べましたが、小説でいえば「ヤマ場」に相当するシーンです。事前のシミュレーションでヤマ場を鮮明に描くことができれば、そこに向かってペース配分もできるし、途中で体力や集中力が尽きるようなことも避けられるわけです。

手術中の集中力も、テニスで鍛えられたと言ってもいいでしょう。これは体の使い方でもありますが、激しく鼓動する心臓にバイパスとなる血管をつなぐようなときは、きわめて高い集中力が要求されます。その瞬間は、無意識のうちにつま先立ちになりますが、これはテニスのサーブで覚えた体軸のバランスの取り方です。

人間は踵《かかと》に体重を載せてベタ足で立っているよりも、つま先に重心を置いたほうが、上半身から余計な力が抜けるし、動きやすい。たとえば握手をするとき、重心を前に傾けて、足を一歩踏み出しながら手を差し出すと思いますが、手術で集中するときの体の使い方は、その感覚です。

手術は、患者さんと医師とが気持ちを一つにして行う行為です。まさしくシェイクハンドなのです。術中に自分の手を動かしているときは、患者さんもこちらに手を差し出している。そう思いながら、私は日々、手術に臨んでいます。

手術中につま先立ちになっていても、疲れを感じることは一切ありません。が、一週間に一度くらいは、夜中に足が攣《つ》って、痛みで目が覚めます。ですから、知らず知らずのうちに足には負担がかかっているのでしょうが、その痛みを感じるたびに、「一生懸命やったんだな」という気持ちにもなれるのです。

挫折の時期につかんだ幸運

高校時代に熱中したものの中には、推理小説もありました。好きだったのは松本清張。たぶん、作品はほとんど読んだと思います。

松本清張の小説は、犯人探しや謎解きを楽しむというよりも、登場人物の人生の描かれ方や、ストーリーの組み立て方に魅力を感じていました。読んでいて、物語がヤマ場に近づいてくると、それまでに書かれていた話が見事に伏線になっていたことが分かり、まるでパズルを解き明かすように事件の核心へと導かれていきます。

これは後から気づいたことですが、松本清張の小説は医師の国家試験の臨床問題にとてもよく似ているのです。臨床問題は知識を問われるのではなく、患者さんの症状や診断結果を紐解《ひもと》きながら、答えを導き出すというものが中心です。出題の文中に出てくる患者さんのさまざまなデータをしっかり記憶に留めておかなければ、解答にはたどり着けません。稀なケースを想像することなく、根拠となる確かな情報を拾い出し、それらを組み合わせると答えになる。犯人＝病名を当てることで問題は解決しないのが現場なのです。そのプロセスは、いまで言うところのＥＢＭ（Evidence-Based Medicine ＝臨床研究に基づく実証の報告）なのですが、松本清張の小説の展開は、臨床問題の解き方とそっくりです。

もしかすると、私が医師国家試験を高いレベルでパスできたのは、学生時代に読みあさった松本清張作品の影響も、少しはあったのかもしれません。そんなことを考えると、高校時代、挫折の時期に経験したことは、その後の人生にとって決して無駄にはなっていないようにも思えてきます。

負け惜しみのように聞こえるかもしれませんが、この時期に壁に突き当たったことは、自分の生き方を左右するほどの貴重な経験になったと、私は本心から感じています。

小学生の頃から、「やればできる」という意識が自分の中にはありました。それが、高校に入ってみたら通用しない。とりあえず形だけは勉強してみるものの、試験の点数は上がらない。嫌々やっているものは、いくら努力をしても身にならないということに気づかされる。「やればできる」が、「やってもできない」に変わるわけです。

その真理を比較的早い時期に知りえたことは、幸せなことでした。なぜなら、「やってもできない」ことが多々あると学んだおかげで、命を懸けて「やれること」を探り当てることができたからです。それが、心臓外科医ひとすじに、手術を究めようとする生き方に他なりません。

学生時代に挫折を経験せず、「やってもできない」ことを知らずにエリートコースを歩んで医師になった者も大勢います。その中には、「やればできる」と思ったまま、いつまで経っても社会に貢献できず、沈んでいく人たちもいる。これは医師に限らず、どんな世界にも言えることではないでしょうか。

「やってもできない」という現実を知り、その現実を受け止めたとき、人は自分が歩むべき「これならできる」という道を見出すような気がします。

医師を志した理由

私が医者になろうと思った理由には、父親の存在が大きく影響しています。父親がはじめて発作を起こして倒れたのは、私が高校二年生のとき。寝ているだけで苦しく、起座呼吸《きざ》といって上半身を起こした姿勢でないと息もできない状態で、一瞬、このまま死んでしまうのではないかと、怖くなったほどでした。

以前から、父親はそれほど丈夫なほうではありませんでした。むくみや息切れを起こすこともよくありました。お酒が好きだったこともあって、医者からは肝臓が悪いと言われていたのです。しかし、発作で入院した東大病院で精密な検査をしてみると、原因は肝臓ではなかった。父親は、心臓弁膜症を患《わずら》っていたのです。

病名を聞いたときは、それがどんな病気なのか、ピンとはきませんでした。そのときは、病気の知識もないし、将来は医師になるという明確な志もまだありません。ただし、医師という仕事に対しては、ある種の親近感を抱いていました。

父親の伯父は、北区滝野川にある大蔵省印刷局東京病院（現国立印刷局東京病院）の小児科医でした。早川優先生といって、後に院長になる人ですが、余談ながら、彼の息子の奥さんが、ＮＨＫの朝の連続テレビ小説『梅ちゃん先生』のモチーフになった人です。

子どもの頃から腸が弱かった私は、お腹の調子が悪くなると、その病院に母親に連れて行かれました。そして、処方してもらった薬を飲むと、止まらなかった下痢がウソのように治りました。そういう体験を幼い頃からしていたことで、医療というものに憧《あこが》れにも似た不思議な力を感じていたのです。

また、先生が親戚ですから、病院に行けば院長室にも入ることができました。その部屋には、歴代の院長が使っていた聴診器やハサミなどがガラスケースに収めて置いてあり、そういった医療器具を目にするうちに白衣に対する警戒心がなくなり、医師という職業への関心も湧くようになった気がします。

子どもの頃から見ていた医療現場の記憶と、父親の心臓病をなんとかしたいという気持ち。いま思えば、その二つが「医者になろう」という私の動機になったのかもしれません。

ギャンブル三昧の浪人生活

医者になろうと思いはしたものの、医学部を受験したときは、まだ高い志があったわけではありません。むしろ、物見遊山《ものみゆさん》的な気持ちが大きかったのです。寒い地方の大学に入れば冬はスキーができる、といった中途半端な思いで、弘前大学や山形大学などの国立校を受験したものです。

私大の医学部もいくつか受けました。しかし、一次試験は通っても、二次試験でハネられ続けました。当時は内部に知り合いの教授がいないと拾ってもらえない大学もたくさんあったのですが、もともと医学部受験のための準備も勉強もしていなかったわけですから、落ちるべくして落ちたわけです。

そこから三年間の浪人生活が始まります。といっても、受験勉強は二の次、三の次の浪人生でした。都内の予備校には入りましたが、能力別のクラス分けをする模擬試験では上位の成績だったため、あとは適当にやっていれば合格できるだろうという甘い考えを持ってしまったからです。

浪人一年目は、予備校にも満足に行かず、麻雀に明け暮れる毎日。麻雀は高校時代からやっていたのですが、ちょうど阿佐田哲也の『麻雀放浪記』が流行《はや》り、学生の間でも麻雀がブームになっていました。麻雀雑誌などを読むと、東大出身の雀師も登場したりしていましたから、勉強ができることと麻雀が強いことを同じような次元で考えて、麻雀の腕を磨《みが》くことに一生懸命になっていたものです。

浪人二年目からは、パチンコに没頭です。その頃は電動式の台の出始めで、まだ手打ちの台が残っていました。手打ち式は、訓練すれば勝てるようになります。釘の読み方も研究すれば、出る台を見つけられるようになる。当時は三〇〇〇発で打ち止め。一発二円で六〇〇〇円の儲《もう》けです。朝一〇時の開店と同時に行って、お昼前には一台打ち止めにして、そのまま二台目、三台目と打ち続ける。一日で一万円くらい勝ちましたから、アルバイトをするよりも効率のよい稼ぎになりました。

受験勉強もせずにギャンブルに熱中する浪人生活は、決して褒《ほ》められたものではありませんが、私自身はパチンコで粘りと集中力が養われたという実感があります。昔のパチンコにはスランプがあって、どう打っても出ないときが必ずありました。その原因は、台と玉の重みのバランスだったり、ホールの空調の具合だったりするのですが、そのスランプに陥ったときに、集中力を欠いて打ち方を変えたり、粘りを失って他の台に移ったりしたら、絶対に勝てません。いま、手術が長時間に及んだときでも、集中力と粘りを発揮できているのは、学生時代に覚えたテニスとパチンコのおかげだと思っています。

ただ、パチンコに関していえば、自分はルーザー（敗者）です。手打ち式が電動式に変わり、デジタルの機種が主流になると、もう勝てなくなりました。いっしょにパチンコをしていた学生の中には、デジタルの機種を研究して半年で一五〇〇万円くらい稼ぎ、金の延べ棒を買った仲間もいましたが、そこまで私はパチンコにのめり込むことはできませんでした。そして、パチンコで勝てなくなったことが、本気で受験勉強に取り組むきっかけにもなったのです。

医師になるための勉強

さすがに浪人三年目になると、「このまま自分は一生大学と縁がないのではないか？」という不安を覚え始めます。また、自宅で療養していた父親の健康状態も思わしくなく、冬になると一カ月くらいは寝込んでいました。さらに、長男の私が医者になることを、家族全員が期待していましたから、これ以上家に迷惑はかけられないという思いも、私を受験勉強に向かわせる一因になりました。

合格したのは日本大学医学部。とにかくどこかの医学部に入るしかないと思って臨んだ受験では、最初から当時の国立1期校を捨てて、1期校と試験日が重なる私大の医学部に志望を絞りました。日大ともう一つの私立医大が同一試験日でしたが、その私立医大の願書には縁故を書く欄があったため、これは二次試験で拾われないだろうと思い、日大を受験したわけです。共通一次試験という新制度が次年度に迫っていることも大きな理由でした。

三浪の末に医学生となった私は、こんな言葉を何度も耳にしました。

「三年も浪人したヤツは、大学で一年でも留年したら医者にはなれない」

自分が他の学生よりも劣っているという負い目はまったくありません。医学専門予備校に通い、傾向と対策を教わって現役で合格した連中には負けたくなかった。負けないためには、どんな勉強をすればいいのか。それを考えたときに、「やればできる」が「やってもできない」に変わった時期を経験していたことが生きてきたのです。

試験でいい成績を上げるために、たとえばスタフィロコッカス・アウレウスという黄色ブドウ球菌の学名なんか一生懸命覚えても仕方がない。試験のための勉強ではなく、医師になったときに役に立つ、自分の得意なものを伸ばす努力が必要だと、自然に思うことができたのです。

浪人時代とは打って変わって、われながら勉強熱心な大学生だったと思います。朝から晩まで大学の図書館にこもって、医学書で知識を学び、研修医が読むような医学雑誌で最新の情報を得る。そんな日常が、楽しくも感じられたものです。

医学部に入った当初、自分の中にはへき地医療に携わりたいという希望がありました。

三浪もしたのだから、大学の医局に残って教授職を目指すような将来像は最初から描いていません。同じ医者になるなら、子どもからお年寄りまで、一人でも多くの患者さんの役に立てるところで働きたいと思っていたのです。

その一方で、心臓外科という分野への関心が大きくなっていったのは、父親の病気のためです。大学二年生のとき、「手術をしなければ助からない」と主治医の先生から告げられ、父は三井記念病院で僧帽弁《そうぼうべん》置換手術を受けます。

術後、元気を取り戻した父の姿を見て、「心臓外科ってすごいな」ということを率直に感じ取りました。しかし、置換した生体弁は、古いタイプのいわゆる〝ブタ弁〟だったので、経年によって機能が低下することがすでに指摘されていました。執刀医の先生から、「将来、もう一回手術が必要になる」と言われたとき、「そのときが来たら、自分が関わりたい」という漠然とした気持ちが芽生《めば》えたのです。

心臓外科医への入口

心臓外科という分野を明確に志したのは、大学五年生のとき。その決断は、脇目もふらずにたどり着いたのではなく、病院実習からの消去法で行き着いた結果でもありました。

当時から、人を死に至らしめる病気といえば、真っ先に挙げられたのはがんでした。自分の周りにも若くして胃がんで亡くなった人が何人かいましたから、消化器科の道も早い段階で考えてはみました。ですが、がんを早期に発見する診断の難しさもあるし、手術がうまくいっても再発して患者さんが亡くなるケースもある。そういう病気と格闘するのは、どうも自分には合わないような気がしたのです。

脳の病気も人の一生を左右する難題です。しかし、脳の疾患は「治った」ということががん以上に分かりにくい。また、神経や解剖といった領域が暗記中心で不得意だったこともあり、これも自分には不向きだと思えました。

そうやって、いろいろと考えていくと、心臓の疾患は手術で劇的に良くなることを父親の弁膜症の治療で目の当たりにしていましたし、結果が早く出ることも分かっていました。さらに、心臓を専門とする医師は、手術ができるかどうかの判断を下すために、診察から検査、治療まで、患者さんの全身を診ることができなければなりません。であれば、へき地医療に携わった場合でも多くの人々の役に立てるに違いないと思えたのです。

五年生のときのポリクリ（病院実習）では、駿河台日大病院の循環器内科に行きました。その初日、心筋梗塞《しんきんこうそく》で運ばれてきた患者さんのカテーテル治療に立ち合います。施されたのは血栓《けっせん》溶解療法でした。詰まった血管にウロキナーゼという薬を注入すると、血栓がきれいに溶けて血流が回復する。それで心筋梗塞が治るケースもあるのです。

前年の一九八〇年には、当時の大平正芳総理が心筋梗塞で突然死していました。その病気を、あっという間に治してしまう現場を見たときは、衝撃的でもありました。しかし、血栓溶解療法は決定的な治療法ではなく、リアタック（再発作）を起こして血管が再び詰まってしまうこともあるのです。リアタックを起こすと、心臓は出血しやすい状態になり、もう一度ウロキナーゼを使うことはできません。

ポリクリで私が立ち合った患者さんも、その日の夜中の二時にリアタックを起こし、懸命の心臓マッサージが続けられましたが、そのまま亡くなりました。

たった一日の間に、循環器内科の劇的な治療効果と限界とを立て続けに目にしたわけです。ポリクリが終わった一週間後には、私の志はググッと針が振れるように、心臓外科へと傾いていきました。

遅いスタートを埋める努力

六年生の夏休み、日大の関連病院ではなく、一般研修病院で心臓外科の仕事を見学しようと、父親が手術を受けた三井記念病院へ行きました。そこで一週間、研修医といっしょになって心臓外科の仕事を学んだのですが、その間に知ったのが糸結びの訓練です。

実習の合間に一生懸命練習している研修医たちから、外科手術では速くて正確な糸結びが非常に重要だと言われ、基本の結び方や、深い場所での結び方、片手しか入らないときの結び方、機械を使った結び方など、いろいろな方法を教わりました。

これは、回数を繰り返せば確実に身につく技術です。いずれ心臓外科医になって自分が手術に携わったとき、必ず役立つに違いないと思い、それ以降はヒマさえあれば糸結びの練習をするようになりました。漫画の『巨人の星』に、大リーグからやってきたオズマがあまりに速くて「見えないスイング」をするシーンが出てきますが、自分の糸結びのスピードが速くなってきた頃には、冗談まじりに「オズマ結び」と呼んだりしていたものです。

外科医のスキルに限りませんが、うまくなりたいという心掛けと、ちょっとした時間があれば、自分の能力を磨けることは多々あると感じます。私の場合、糸結びだけでなく、たとえば食器洗い。ただ洗うのではなく、指先の感覚を意識しながら、右手と左手のバランスを取るトレーニングだと思って皿やコップを扱う。

また、爪を切るときは、爪切りを使わずにハサミを使います。左手の爪は右手で、右手の爪は左手で、パチンパチンと切るのではなく、指先のカーブに沿ってきれいに一回で切る。あるいは、切りたいところで切って、止めたいところで止めるといったハサミの使い方を、左右の手に覚えさせる。こういったトレーニングは、実際に手術の中でとても役に立っていると感じています。

三浪して私大の医学部に入った時点で、能力的に劣っているとは思いませんでしたが、自分は他の人たちよりも低いところからスタートしているという自覚がありました。それを埋めるためには、人よりも少しでも光るものを身につけるしかない。後ろからスタートした者は、前を行く人以上の努力をしなければ、いつまで経っても先頭に立つことはできません。

一日も早く稼げる医者に

一九八三（昭和五八）年の春に大学を卒業し、その年の五月に医師国家試験をパスしました。大学の医局に残ることは最初から頭にはありません。ポリクリで日大病院の心臓外科の手術を見学したときは、研修医が講師に怒鳴られながら心臓を冷やすための氷をひたすらくだいているところを見たりしていましたから、当時の日大の医局に残っても、たいしたことは学べないという気がしたのです。

当時考えていたのは、早く一人前の医者になること。もっと正直に言えば、一日も早く稼げるようになりたいと思っていました。私大の高い学費を出してくれた親にすぐにも恩返しをしたかったし、借りていた奨学金も返さなければならなかったからです。

一番の希望は、研修医として三井記念病院で学ぶことでした。が、これは試験に通らなかった。採用枠は四人でしたが、乳がんの英文和訳問題につまずき、二〇人中八番目の成績だったと後から聞かされました。

その他の病院で受けた研修医の試験には、すべて合格しました。その中の一つだった関東逓信《ていしん》病院（現ＮＴＴ東日本関東病院）を勤務先に選んだ理由は、待遇が良かったからです。

週休二日で初任給が三五万円くらいだったでしょうか。寮完備で電話は使い放題。当時はまだ目新しかったポケットベルも持たされて、外出中にベルが鳴ると、『太陽にほえろ！』の刑事にでもなったような気分でした。

厚遇のおかげで、すぐに親にも仕送りができるようになりました。その望みは叶《かな》いましたが、一方で、実は不満も感じていました。物足りなさと言っていいでしょう。当時の関東逓信病院は、手術件数が少なかったのです。

ヒマがあって給料が高い。そんな職場をうらやましいと言う人もいるかもしれませんが、ぬるま湯に浸《つ》かっているようなものです。いま私が多く執刀している冠動脈バイパス手術も、関東逓信病院では二回しか見ることができなかった。早く一人前になりたい、手術の腕を磨きたいと張り切っていた医者の卵には、とても耐えがたい状況でした。

このままここで勤務するよりも、もっと手術が多い病院に移りたい。そう感じていたところに、思いがけない転機が訪れたのは、研修医になって二年目のことです。

関東逓信病院で私を指導してくれていた麻酔科の先生が、千葉県鴨川市にある亀田総合病院に移ることになったのです。亀田総合病院の心臓血管外科部長の外山雅章先生は、浦和高校の出身でした。私よりも一四歳年上の先輩ですが、その外山先生から、若い人材が欲しいという話が出て、後輩である私も研修医としていっしょに採用してもらえることになりました。

亀田総合病院は現在、研修医からは高い関心を持たれている病院ですが、当時は都心から遠いという理由だけのために、若い医師がなかなか行きたがらないところでした。しかし、もともとへき地医療に携わりたいという初心があったため、私には何の抵抗もありません。それ以上に期待が大きく膨らんだのは、亀田総合病院はバイパス手術の件数が多いことで知られていたことでした。

いよいよ腕を磨けるときが来た——。そんな思いを胸に抱いて、私は新たな勤務先へと向かったのです。

第三章　二倍ではない、三倍働け

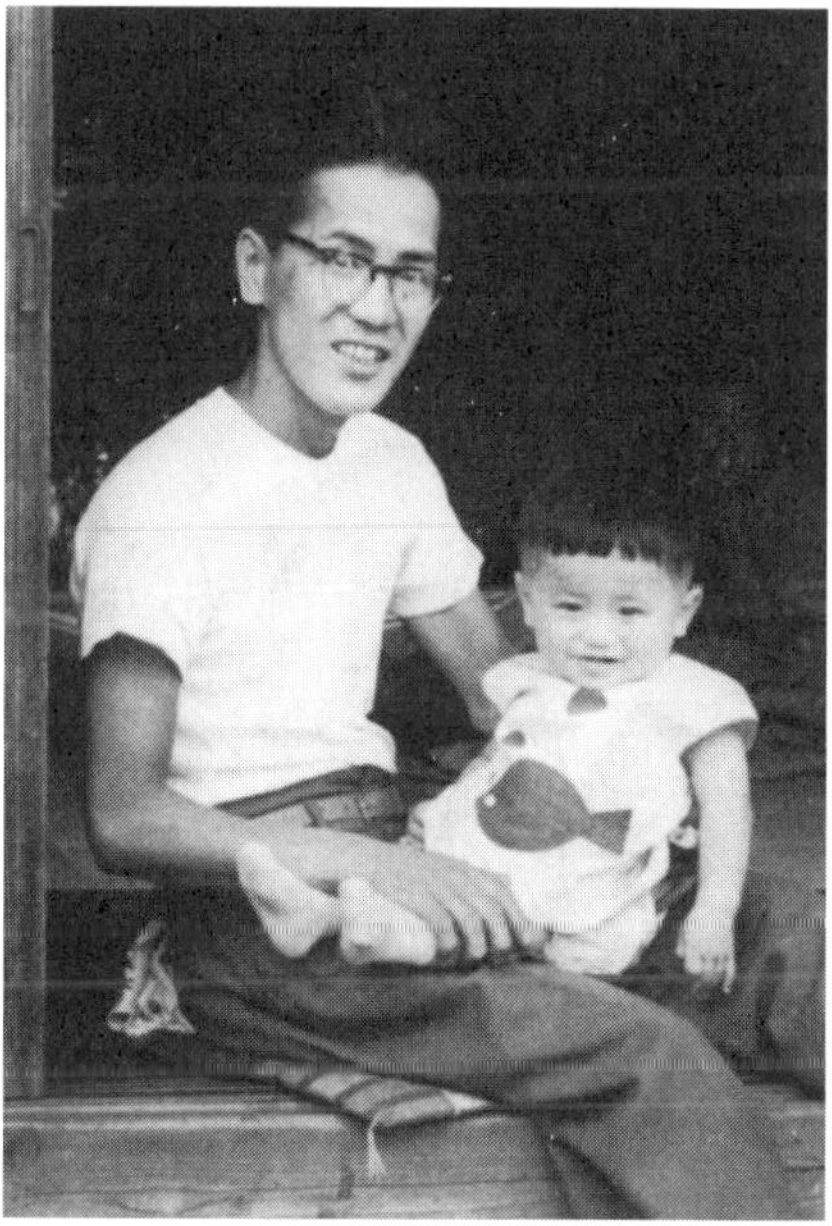

父と著者

国内屈指の心臓医療現場

新たな勤務先である亀田総合病院の心臓血管外科は、設置されてから三年しか経っていませんでした。にもかかわらず、都内の大病院から紹介された心臓病の患者さんが、たくさん訪れていたのです。それは、外山雅章先生の力でもありました。

一三年間、アメリカで心臓手術の最先端のスキルを習得した後に、外山先生は亀田総合病院の心臓血管外科部長に迎えられました。その手術の腕は、当時の日本ではトップレベルと言ってもよかったでしょう。中央の大病院で手術をするよりも、房総半島の南端にある民間病院で外山先生に執刀してもらったほうが、より確実な結果が得られると思われていたのです。

その外山先生の下で、私は心臓手術を学ぶ機会に恵まれます。そして、はじめて見た外山先生のバイパス手術に、大きな感銘を受けました。施術が非常にシンプルで、無駄がなく、スピードがある。関東逓信病院で見た二度のバイパス手術の印象と比較すれば、これが同じ手術かと見まがうほどの鮮やかな手技に思えたのです。

ところが、二回目に見た外山先生の手術では、それほどの驚きを感じなかったのです。

たとえば血管の縫合を見ていても、スピードはあるけれど、美しさを感じなかった。それまでヒマさえあれば糸結びの練習をしていた私の目には、「自分のほうがもっときれいに縫えるんじゃないか？」と思えてなりません。

それは、手術の腕というよりも、造形美に対する意識の差と言ったほうが正しいのかもしれません。しかし、それ以降は外山先生の下で手術を学びながらも、心の中で「自分はもっと上に行けるはずだ」と思うようになっていったのです。

上司である外山先生は、簡単な手術はどんどん執刀機会を与えてくれました。できて当たり前というレベルの手術を、当たり前にやり遂げる。それを何度か繰り返してから、チャレンジングゾーンと言えるようなレベルの手術機会を与えられる。そういう経験を積まされたことで、私は外山先生から勝ちパターンを身につけさせてもらったように感じます。

部下を伸ばすための上司の役割というのは、知識と経験のアンバランスを統合してあげることです。十分に勉強していて、意欲もあって、あと足りないのは経験だけ――というには、どんどん経験の場を与えることも、上司の責務です。詳しくは後述しますが、部下を育成するときの現在の私の指針にもなっています。その指針は、私自身が研修医時代に外山先生から学んだことです。

亀田総合病院に移ってから、執刀機会が増えたことで、自分の手術の腕もどんどん上がっていくことが自覚できました。しかし同時に、単に忙しくなっただけで、中央の大きな病院の先端医療に比べたら、それほどたいしたことはしていないのではないかという不安も感じていました。

が、亀田総合病院には日本中の大病院から多くの外科医や研修医が見学に来るようになって、そのような考え方は払拭されました。また、自分が研究会などで東京へ行った折に、三井記念病院などに見学に行くと、亀田総合病院の医療レベルと大差がないことも分かりました。勤務地は地方の病院でも、自分は国内で最高峰の心臓外科医療を学んでいるのだということを確信できるようになったのです。

そんな意識のせいで、私は天狗《てんぐ》になっていきます。そして数年後、再び大きな挫折感を味わうことになるのです——。

節目となった二つの出来事

亀田総合病院に移ってから、プライベートな面でも大きな出来事が二つありました。一つは、父親の心臓の再手術です。

最初の手術から八年ほど経過した頃、置換した人工弁がそろそろ劣化してきていることが検査で判明していました。その時点で、近い将来、再手術が必要なことは分かっていましたから、いつまでも先延ばしにはできないと思い、一九八七（昭和六二）年に人工弁を新しいものに取り替える再手術を亀田総合病院で行ったのです。

私は第一助手として父の手術に加わりました。そのとき三一歳でしたが、再び手術をするときが来たら自分が関わりたいという、大学二年生のときに抱いた思いが、一〇年ほど経って現実になったわけです。

いざ手術に臨んでみると、特別な感情は不思議なほど湧いてはきません。いつもと変わらぬ精神状態で父の心臓と向き合うことができたのは、心の準備が整っていたからなのかもしれません。

同じ肉親でも、これが親ではなく自分の子どもだったら、おそらく違った感情になっていたでしょう。当時はまだ独身でしたが、父親の再手術から二年ほどして、私は結婚します。それが二つ目の出来事でもあるのですが、一男一女を授《さず》かり、父親となってみると、自分の子どもに対しては医師である以前に、一人の親として対峙《たいじ》してしまうのではないかと感じられます。もしもわが子が重い病気にかかったら、自分が治してやろうと思うよりも、治療を委《ゆだ》ねられる人を必死で探そうとするでしょう。たぶん、どんな医師でも、小児科医でなければ同じことをするのではないでしょうか。

「病」ではなく「人」を癒す

結婚式の披露宴では、心に強く刻み込まれた言葉に出会いました。それは、父親の伯父である大蔵省印刷局東京病院の早川先生の息子、早川浩先生のスピーチでした。当時、東大病院の分院の小児科助教授だった早川浩先生は、中国の故事を引いて、こんな言葉を贈ってくれたのです。

「病を癒《いや》すは小医、人を癒すは中医、国を癒すは大医。せめて中医になれるように努力しなさい」

この忠告は、自分が考える医師という仕事のあり方に、大きな影響を与えてくれました。研修医になってから、私の関心は臨床にばかり向けられていました。乱暴な言い方をすれば、「医者は病気を治してなんぼ」といった発想があったのです。

ところが、それでは「小医」で終わってしまう。まず「人」があり、次に「病」がある。「病」ではなく、「人」を癒すことができる医師を目指すことの大切さを、早川浩先生は説いてくれました。

自分がやるべきことは、手術の腕を磨いて、患者さんの病気を治すだけではない。患者さんとのコミュニケーションを積極的に図り、病気に対する不安を取り除くことも大切な仕事である。そして、手術が成功したら終わりではなく、臨床例の論文を書いて学会発表し、より多くの患者さんに貢献することも必要であると、そのときから強く意識するようになりました。

実際に、自分に義務づけるように論文を書くようになりました。ありがたかったのは、記録を付けることの大切さを上司からも教わったことです。外山先生からは、カルテはただちに正確に記録することを叩き込まれました。医療訴訟が多いアメリカに長く滞在していた外山先生は、医師が自分を守るためにもカルテは重要なのだということをつねづね口にしていました。

論文の作成に関しては、二番目の上司だった鈴木隆三先生から、ずいぶん鍛えられたものです。とにかくたくさん論文を書いていた人でしたから、鈴木先生に書き上げた論文をチェックしてもらうことにしました。が、原稿を書き、そこに自分で撮影した術中写真を貼り付けて添削してもらいに行くと、手直しする前にいきなりバッ印を付けられる。私の父は非常に筆まめで、手紙などは下書きすることもなくいつもスラスラ書いていましたが、その才は受け継いでいなかったのかもしれません。

何度も書き直しを指示されて、三回目か四回目くらいになって、ようやく細かい赤字を入れてもらえる。論文は執刀記録ではなく、要は人に読んでもらえる内容に仕上げなければならないということを、鈴木先生から徹底的に指導されたわけです。

医師が持つべき〝ズルさ〟

患者さんとのコミュニケーションの時間を極力増やすようになったのも、その頃からです。結婚しても、相変わらず私は月曜日から金曜日まで、手術日は病院の当直室に泊まり込んでいましたから、夜間や早朝など、他の医師がいない時間帯でも病室を回ることができました。

たとえば夜中に急患の手術があったり、明け方まで論文を書いていたような日。東の空が白々としてくると、執務室へ行って朝刊を読んでから寝るのですが、当直室に戻って来るまでの間に病棟をひと回りする。朝の五時を過ぎると、目を覚ましている患者さんが何人もいます。その患者さんたちに、「おはよう、よく眠れた?」などと一声かけるようなことを、よくやっていました。

患者さんからは、「こんな早い時間から様子を見に来てくれた」と思ってもらえます。驚く人もいるし、感激する人もいます。そして、胸襟《きょうきん》を開いてくれる。「実はいままで黙っていたんですけど……」と、こっそり煙草を吸っていたことや、隠していた病歴などが語られることがしばしばありました。

早朝に病棟を回るのは、新聞を読みに来たついでです。しかし、大事なのは患者さんから「わざわざ来てくれた」と思ってもらえること。ですから「ついでに寄った」などとは決して言いません。患者さんが元気を取り戻すための一助になるのであれば、そういうズルさもあえて身につけようと思いましたし、実際に信頼を得なければ引き出すことのできない情報は、多くの患者さんが少なからず持っています。

以前、ベテランの刑事だった患者さんからも、同じような話を聞いたことがありました。取り調べでは刑事のほうから歩み寄って、容疑者の心を開かせることができればおのずと真実は出てくる、と。もちろん患者さんと犯人をいっしょにはできませんが、患者情報が多ければ多いほど間違いのない治療ができる。正確な情報を患者さん自身の口から引き出すことも、医師が持つべき技術の一つです。

何度もコミュニケーションを図ったおかげで、たとえば傷跡を非常に気にする患者さんであることが分かるような場合があります。そういう情報が分かっていれば、手術の際になるべく傷跡が残らない方法を選択することもできる。結果的に、患者さんの気持ちに寄り添った医療を提供できることにもなるわけです。

患者さんの情報は、どんな小さなことでも漏らさないように書き残すことが、自分にとって大切な習慣になりました。頭の中でイメージできなかったことが、書くという行為によって見えてくることは多々あります。手術をするようになってから二〇〇〇人くらいまでの患者さんのデータは、いまでも頭の中に入っていますが、その蓄積が事前のシミュレーションのベースにもなり、どんな患者さんにも対応できるという自信の裏付けにもなっています。

「人の三倍、働きなさい」

患者さんとのコミュニケーションを重視するようになって、一番得をしたのは、もしかしたら自分自身なのではないかという思いもあります。

三〇代の駆け出しの医師にとって、携わる患者さんの多くは人生の先輩たちです。戦争を体験したり、戦後の動乱の中を必死で生き抜いてきた人たちも大勢いました。そういう患者さんたちの口から発せられる言葉からは、生き抜くことの尊さや、やり残したことがある無念さといったメッセージが重く伝わってきます。

明日、命が燃え尽きたとしても、悔いを残さない生き方をしたい――。

そんな私の人生観は、若い頃に出会った患者さんたちから教わったことでもありました。

もちろん、明日死んでもいいとは思いません。が、もしもそういう運命が待っていたときに、運命を受け入れられる人間でありたい。そのためには、小さなことにも決して手を抜くことなく、その日その日を完全燃焼するしかないのです。

マスコミの取材を受けるようになり、手術室で執刀中の私の様子がテレビでも何度か紹介されました。ご覧になった人の中には「怖い先生」という印象を持った人もいるかもしれませんが、手術中の私は助手や看護師たちを容赦なく怒鳴りつけます。その状況の大半は、できることがきちんとできていなかったときです。

全力で取り組み、それでも及ばないことであれば、できるように指導するのが上司の役目です。しかし、やればできるはずのことが、手術というやるべきときにできないのは、手を抜くのと変わりがありません。それを私は絶対に許せないのです。完全燃焼することの大切を教えてくれた患者さんに対しては、こちらも完全燃焼で報いなければならないと思っています。

患者さんと何度もコミュニケーションを重ねていると、話題が病気以外のことに及ぶこともよくあります。患者さんから私に対する印象や評価を聞かされることは、自分が医師として「人を癒す」ことができているかどうかを確認する良い機会です。

患者さんは、医師にとって教科書です。そして、ある患者さんの一言は、自分への戒《いまし》めとしていまも強烈に心に刻まれています。

それは不動産関係の会社を一代で築いた年配の男性でした。明け方に病棟を回ったとき、彼はすでに目を覚ましており、こう声をかけてくれました。

「先生は若いのによく働くね。俺も若い頃は人の三倍働いた。人の三倍やったと自分で思えたときには、必ず神様が何かをくれるんだよ」

人の三倍――。この数字が記憶に残りました。「人の二倍」では月並みなアドバイスに感じられる。他方、「人の四倍」と言われると、ちょっとムリと思われる。その中間の「三倍」だからこそ、説得力を感じたのです。それからというもの、「人の三倍」という数字をいつも頭の片隅で意識しながら、仕事に取り組むようになりました。

第五章で述べますが、二〇〇二（平成一四）年、私は現職である順天堂大学医学部・心臓血管外科教授に就《つ》きます。後から聞かされたことですが、教授選の際に採用の決め手となった理由の一つが、臨床例の数でした。そのときの私の（冠動脈）バイパス手術件数は、約二〇〇〇件。これは候補になっていた他の医師たちの約三倍の数字でした。

「キミにはもうやめてほしい」

亀田総合病院に来て四年目の一九八九(平成元)年、私は心臓血管外科の医長になります。おそらく、自分自身がもっとも天狗になっていたのが、この頃だったでしょう。

執刀機会も増えていました。とはいえ、任されるのは比較的簡単な手術。難しい手術は、必ず外山先生が執刀していました。そのため、単純に手術の結果だけを見れば、外山先生よりも私のほうが手術時間は短いし、患者さんたちの回復も早くて、好成績を上げるように見えていました。

上司である外山先生は四〇代後半になっていました。手術のとき、外山先生は拡大鏡も使いませんでしたから、スピードやパフォーマンスが落ちてきているように思われ、自分のほうが手術の視野を把握できていると感じていました。そして、思ったことを私は平然と口にするようになっていたのです。

手術中に、横から助手が「こうしたほうがいいですよ」「最近の論文によると……」など口をはさみます。外山先生にしてみれば、うっとうしく思えたに違いありません。しかし、私が言う通りに進めて、難航していた状況が一気に好転するようなこともたびたびあったのです。

その経緯が、病院のスタッフを通じて患者さんの耳に届くことがあります。日頃から患者さんと接する時間は、外山先生よりも私のほうが圧倒的に多かったので、その気安さもあってか、元気になった患者さんは、退院するときに手術の執刀医にではなく、助手の私のところにお礼のあいさつに来たりしました。そういったことが重なるにつれて、外山先生との関係もおかしくなっていったのです。

もともと私には、言いたいことを歯に衣《きぬ》着せずに口にするところがありました。間違っていると思うことは正面から批判するし、自分が批判されることも嫌いではありません。批判は誰よりも勉強しているという自信があってこそできることだし、自分の中にぶれない考え方があれば、他者からの批判にも背を向けることなく、真摯《しんし》に受け止めることができると考えているからです。

ただし、その当時は、上司にとっては生意気な部下でしかなかったでしょう。外山先生から疎《うと》まれたのは、ある意味では自分が蒔《ま》いた種でもありました。

あるとき、外山先生からこう告げられました。

「君といっしょでは精神的に安定した手術ができない。やめてほしい」

そして、病院からも正式に解雇を通告されたのです。

仕方がない――。それが、クビを言い渡されたときの率直な気持ちです。私自身は、亀田総合病院に来てからは、患者さんのために尽力してきましたし、それが病院への貢献にもなっていたと信じています。しかし、民間病院の経営ということを考えてみれば、私の解雇は仕方がないことだとも思えたのです。

野球のチームにたとえて言えば、外山先生は実績もあり、観客も呼べる不動の四番バッター。一方、私はピンチヒッターで起用したら、そこそこヒットが打てたルーキーのようなもの。たとえ将来性があったとしても、まだまだチームの看板を背負って立つ四番バッターは務まりません。両者を天秤《てんびん》にかけたとき、経営のことを考えれば、新人を放出するのは当然の選択になるはずです。

また、解雇通告を素直に受け入れることができたのは、現在の理事長である亀田隆明先生の、こんな言葉があったからでした。

「この病院をやめても、絶対に心臓外科医はやめるな。君は日本の財産なんだ」

日本の財産と言われたときは、さすがに驚きましたが、この一言で、自分は力が足りずにやめさせられるわけではない、将来性は認めてもらえているのだと思うことができました。ならば、騙《だま》されたと思って、がむしゃらに自分の道を突き進むしかないと、腹をくくる気になれたのです。

恩師の影響

「やめてほしい」と言った外山先生に対しては、絶大な影響を与えられた恩師だと、いまも感じています。研修医時代に外山先生の指導を受けていなければ、現在の自分はなかったでしょう。

たとえば、「病気の一元論」。たとえ二つの病気があっても、一つの体の中で起きていることの根本的な原因は一つである、物事は必ず一元的に進行しているという考え方です。

また、思った通りの結果が出なかったときは、必ず原因を特定しておくことの重要性。特定できなくても、この可能性があるという推論を導き、次に同じような状況に臨むときの戒めにする。こういった教えは、いまも自分の中で生きていることですし、私に教えを受けた後輩たちにも脈々と受け継がれています。

「やめてほしい」という言葉にしても、そのおかげで私は野に放たれたと感じています。その気になれば、生意気な部下を二番手に置いたまま陽が当たらないようにすることもできる立場にあったはずです。が、恩師はそれをしなかった。外山先生は、私が亀田総合病院をやめた後も、多くの部下を育て上げ、優秀な外科医を何人も世に送り出しています。それだけのメンター（指導者）は、私が知る限り、この世界にそうはいません。

父の死

亀田総合病院をやめることに躊躇《ちゅうちょ》しなかったことには、もう一つ大きな理由がありました。一九九〇（平成二）年一一月二五日、父親が他界したのです。

二度目の手術から三年後、父の容態が急速に悪化します。冬場に体調を崩すのは例年のことでしたが、そのときは夏の終わりでした。亀田総合病院に入院してもらい、カテーテ

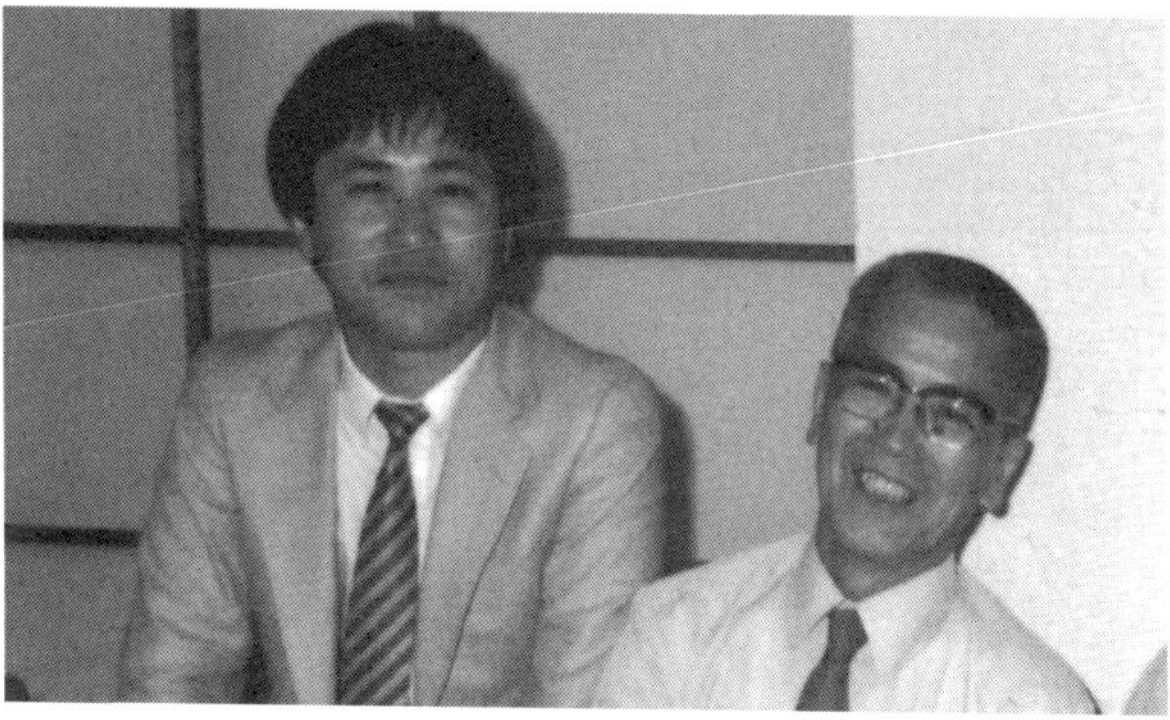

亀田総合病院時代の著者と、父の甲子男さん

ル検査をしたところ、心臓の右心室の血圧が異常に高かった。エコー（超音波検査）で確認すると、置換した人工弁を縫合した糸が緩《ゆる》み、血液の逆流が起きていることが判明したのです。

当時の技術では、避けえないリスクの一つでした。しかし、再手術のときは自分も助手として立ち合っていたのです。避けることはできなかったのか……。いろいろなことが頭の中を過《よ》ぎりました。

二週間ほど、病室で父と共同生活のようにいっしょに過ごしました。その間、なぜ心臓の状態が悪くなったのかということをどう父に説明したのか、よく覚えていません。とにかく父の心臓は閉鎖不全症と同じ状態で、日に日に悪くなっていくのが分かりました。三度目の手術をしなければ助からないことは明白でした。

そのときのリスクスコアは一五％。かなり高い数値です。それだけの難手術を執刀する自信も実力も、当時の私にはありません。

自分でいろいろと調べてみると、自治医科大学附属大宮医療センター（現自治医科大学附属さいたま医療センター）に再手術をていねいにやってくれる先生がいることが分かりました。父親の三度目の手術は、そこにお願いすることにしたのです。

一一月一九日に行われた手術には、私も立ち合いました。助手として加わったわけではありません。一人の親族として、手術の様子を祈るように見守りました。しかし、父親の心臓の状態は思っていた以上に重篤《じゅうとく》でした。

「助からないかもしれない……」

術後、一人の医師として、私はそう感じました。父の回復のために自分に何ができるのか。それを必死に模索してきた気持ちが行き着いたのは、希望ではなく覚悟でした。

父の経過は思わしくなく、出血などのトラブルにも見舞われていました。二二日、私は病室に母親を呼び寄せます。そして、いまならまだ分かるからと、父親に声をかけるように言いました。

「大丈夫だから、心配しないで、もうちょっと頑張ろうね」

そんな言葉に、父はうんうんと小さく頷《うなず》きます。

「起きていると辛《つら》いから、少し麻酔を入れて眠ってもらうけど、すぐに元気になるから」

そう私が言うと、父親はもう一度、小さく頷きます。それが、家族の間で交わされた最後の会話でした。

人工弁が教えてくれたこと

父の体には、点滴や強心剤を注入するための管が何本もつながれていました。死期を迎えた父には、苦痛でしかなかったでしょう。モニターで血圧が出なくなり、心電図の音がむなしく聞こえるだけになったときは、それを一つ一つ、私は自分の手で止めていきました。

無言で帰宅した父親を部屋に寝かせて、その横で私は一晩を明かしました。もしかしたら、怒って隣に立ち上がるかもしれない。そんなことも考えました。「すぐに元気になるから」と、私は最後に嘘を言いました。そのことが、父に対して申し訳なく感じられてなりません。

父親の心臓に付いていた人工弁は、いまも形見として大切に持っています。気持ちが沈んだようなときに取り出しては、眺めています。私にとって、お守りみたいなものでしょう。

小さな人工弁ですが、これが人の命を救うこともできる。しかし、たった一カ所の綻びが生じただけで、命を失う原因にもなる。どんなによくできた人工弁であっても、全体との調和が保てなければ、正しく機能はできない。そんなことを、父親の体に入っていた人工弁が教えてくれます。

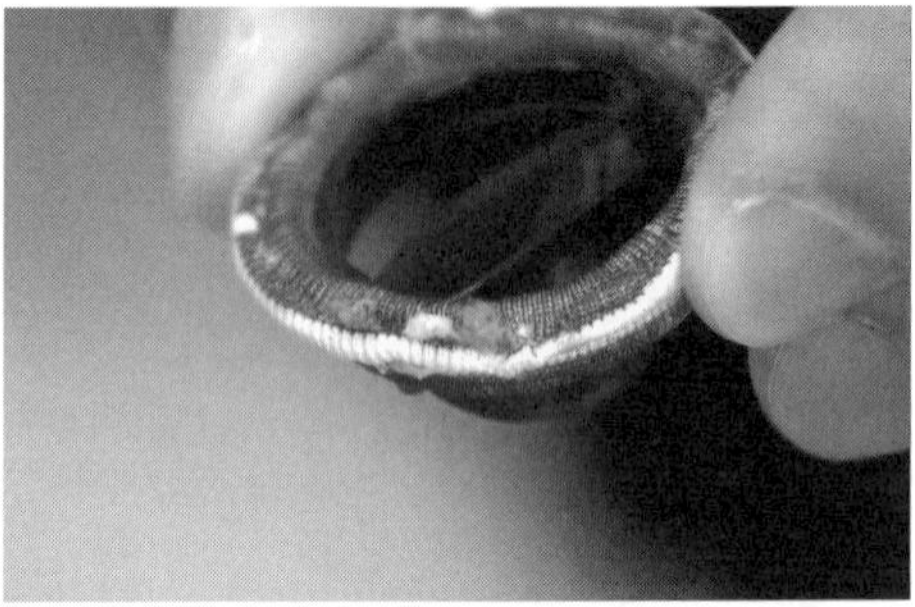
父の形見の人工弁

その教えが、自分自身にも跳ね返ってくるのです。上司と足並みが揃わない状態は、調和が保たれているとは言いがたかったと思えました。このまま亀田総合病院にいても、自分が持っている力を発揮することはできないのではないだろうか——。

亀田総合病院から解雇を言い渡されたときは、自分の中でも心臓外科医として巣立ちのタイミングだったと感じています。

第四章

偏差値50の人生哲学

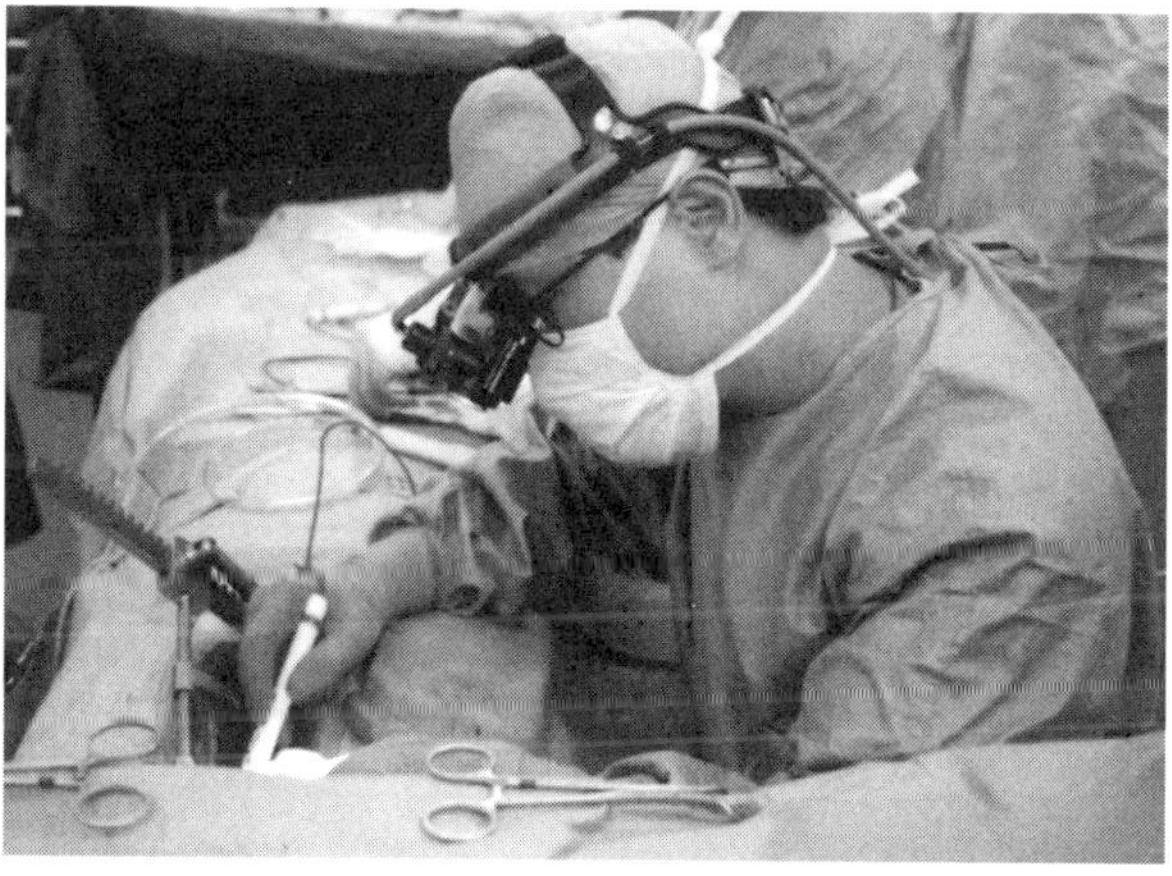

新東京病院での手術中

須磨久善先生との出会い

亀田総合病院をやめた後、すぐに移る職場のあてはありません。就職活動をして、いくつかの病院を回り、勤めることになったのは実家からほど近くにある埼玉県立小児医療センターでした。父親の死後、母親が失意の中にありましたから、少しでも近くにいてやりたいという気持ちもありました。

待遇はアルバイト。それでも三カ月間は亀田総合病院の恩情で給料が出ていましたから、少し別の勉強をして先のことを考えるつもりでいました。

しかし、思いがけない情報を耳にします。一九九一（平成三）年、千葉県松戸市に三井記念病院のサテライト病院として開設することになった新東京病院で、臨床経験のある医師が募集されたのです。その心臓血管外科の責任者が、須磨久善先生でした。

須磨先生は、一九八六（昭和六一）年に世界ではじめて胃大網動脈グラフトを使った冠動脈バイパス手術を成功させた心臓外科医です。三井記念病院の看板とも言える医師でした。後年、拡張型心筋症の患者さんに国内初のバチスタ手術（左心室縮小形成術）を成功させたことでも知られるようになります。

国内で手術を教わるとしたら、この人しかいない――。

須磨先生は、当時の私がつねづねそう考えていた存在でした。早速連絡を取り、会ってもらうと、ほとんど即断でいっしょにやろうと促されました。面と向かって話をしたのはこのときが最初でしたが、須磨先生は学会で講演したときに私が何度も質問していたことを覚えていてくれたのです。実は、須磨先生に会う直前に、都内の某大学の医局に入る手続きが済んでいたのですが、「そっちは僕から話をつけておく」と言って、須磨先生は採用を決めてくれました。

が、「ちょっと待ってください」と、私は言いました。須磨先生と会ったのは夜でした。以前、何かの本に「男が大きな決断をするときは、夜に決めてはいけない」と書いてあったことを思い出し、一晩だけ考える時間をもらったのです。

その日の夜のうちに、いろいろな人に電話をかけまくりました。私を「日本の財産だ」と言ってくれた亀田隆明先生も含めて、たしか六、七人に相談をしたと思いますが、返ってきたのは判で押したように同じ忠告です。

「新東京病院だけは勧められない」

賛成する人は一人もいません。唯一、家内だけが「あなたが決めたことなら私は何も口出ししません」と言ってくれましたが、諸手《もろて》を挙げて賛成する人がいなかったことで、逆に魂に火がついたようなところがありました。学生時代、私は「変わり者」扱いされたこともあり、人と違う道を行くことはもともと嫌いではなかったのです。新たな一歩を踏み出そうとしているときに、あえて困難な道を行くのも、自分らしい選択だと思えました。

もちろん、須磨先生に学ぶチャンスを棒に振りたくないという気持ちも強く、千載一遇《せんざいいちぐう》の機会を逃してしまうのではないかと思っていました。翌日、全員の反対意見を頭から振り払って、私は新東京病院に行くことを決意します。

ただ、新天地の手術環境をはじめて見たときは、全員から反対された理由も少しは納得できました。手術室は狭いし、まだ設備も十分に整ってはいない。亀田総合病院をやめて、すぐに新東京病院に移っていたら、こんなところで手術はできないと思ったかもしれませんが、就職活動中に訪ねた病院の中には、もっと悪い環境の中で頑張って、地域で心臓手術を行っている個人病院もありました。それを思えば、むしろいままでの自分が恵まれすぎた環境の中にいたと思い知ったのです。

ここでできないはずがない――。

これからの自分の人生は、父親の弔《とむら》い合戦なのだという思いがありました。設備や環境を言い訳にはできない。新たなスタートを切るには、むしろ何のアドバンテージもない舞台のほうがふさわしいと、居直るような心境になれたのです。

省略の美学

指導を仰いだ須磨先生は、五歳しか年は離れていません。しかし、外科医として学会でも非常に目立つ存在でしたし、海外からも注目されていました。言動もスマートで、後を追いかける世代にとっては憧《あこが》れの先輩医師でした。

新東京病院で第一例目の手術が行われたのは五月二三日。三カ所の冠動脈バイパス手術です。執刀医は須磨先生、第一助手を私が務めました。

須磨先生の手技には、〝省略の美学〟が感じられます。無駄なことは一切せずに、最短距離で目的を果たす。野球にたとえると、ピッチャーが投げる球種やコースを見極めて、ためらわずにフルスイングするような印象です。

新東京病院での第一例目の手術も、まさしく「はまった」という感じでした。同様の手術を三井記念病院で執刀するときよりも短い時間で終えることができた須磨先生は、術後に「爽快《そうかい》だった」と述べ、そして、私を助手として採用したことを、「自分の考えは間違ってはいなかった」と言ってくれたのです。このときの感動は、いまも昨日のことのように覚えています。

ただ、須磨先生の手術を見て、自分もまったく同じような手術をしようとは思いませんでした。私には、亀田総合病院で外山先生から教わったやり方が基本として身についていましたし、自分で勉強したり、経験から学び取った手技もあったからです。それを生かしながら、自分に足りないものを須磨先生から吸収しようと考えました。

調和は取れている——。それを新東京病院では実感できました。須磨先生の助手を務めているときも、先生は頃合いを見計らって、手術の流れを任せてくれることが多くなっていきました。また私自身も、須磨先生も多く経験していないような難しい手術を執刀させてもらう機会が増えていきました。

完成度の高い手術の結果は、退院した患者さんたちが証明してくれます。評判が紹介医の耳にも届き、各地の病院がどんどん患者さんを送ってくるようになりました。その結果、新東京病院での心臓手術の件数は、年を追うごとに増えていったのです。

心臓外科医の個性

一九九二(平成四)年七月。私と同じように須磨先生を慕《した》って、一人の若手医師が新東京病院のスタッフに加わります。現在、大崎病院東京ハートセンターのセンター長を務めている南淵明宏医師です。

オーストラリアやシンガポールなどの病院を渡り歩いて修業を積んだ南淵医師は、純国産の私とは対照的な経歴の持ち主。大きな体軀《たいく》の割に手先が器用で、その当時は珍しくなかったワープロ専用機を駆使して、各方面へいろいろなメッセージを送って、自らの存在をアピールする積極的な人でした。

彼は二歳半年下ですが、私が三浪しているため大学は一九八三年卒の同期。そのせいで、現在でもライバルのように言われることがあります。新東京病院では同じ上司の下で腕を磨いていたわけですから、お互いに意識はしていたと思いますが、競い合うというよりは、お互いに異質な部分を観察し合って、良いところを取り入れるという感じでした。外科医としてタイプが違ったことも、友好的にできた理由でしょう。

後に南淵医師はミッドキャブ（midCABG＝低侵襲冠状動脈バイパス手術）で注目されるようになります。これは左胸の下を切開して左内胸動脈を採取し、それをグラフトにして心臓の前面にある左前下行枝という冠動脈にバイパスをつくる手術です。ボトルの中で帆船の模型を組み立てるような細密な術式で、際立った手先の器用さが要求されます。しかし胸骨を全切開せずに規模の小さな小切開で行うため、患者さんの肉体への負担が少なく、早く社会復帰できるというメリットもある術式です。

しかし、私の考え方は南淵医師とは違っていました。心臓全体を確認するためには、胸骨を全切開しなければなりません。また、小切開では複数のバイパスをつくるための制約も多くなります。通常の手術でできることが、小切開ではできなくなるのです。ミッドキャブのメリットは認めていますし、私自身も手先の器用さには自信がありますから、実際に取り組んでいる手術でもあります。それでも、胸部の真ん中を大きく開く通常の手術に比べて、ミッドキャブは術中の妥協から再治療に至る可能性が高くなります。

また、二本、三本のバイパスを確実につくらなければならないような手術では、ミッドキャブではかえって負担が大きくなることが分かりました。「いつ何どき、誰の挑戦でも受ける」という気構えでいる私には、より安全で確実なもっともポピュラーな術式を究めて、一人でも多くの患者さんを救えるようになることが自分の目指すべき方向だと思えたのです。

南淵医師は、新たな研鑽《けんさん》の場を求めて一年三カ月で他の病院へと移ります。須磨先生は、新東京病院の開院から三年後に、ローマカトリック大学心臓外科客員教授としてイタリアに渡ります。その後任として、私は新東京病院の心臓血管外科部長に就くことになりました。

手術のペースをつかむ

一九九〇年代は、心臓手術の安全性がどんどん確立されていった時期でした。

バイパス手術に関しては、体の中にある九本のグラフトの扱い方の臨床が蓄積されて、どこの血管を、どういう状況で、どう使えば効果的なのかというエビデンス（科学的根拠）

が確立されてきました。また、心筋保護という、手術中に心臓の筋肉を休ませるための補助手段も格段に進歩しました。

安全性が高まったことで、国内の心臓手術の件数も増えていきます。それまで執刀が見送られてきた難手術や、体力的に持ちこたえるのが厳しかった患者さんの手術も行えるようになってきたのです。不謹慎な言い方になりますが、私は手術をするのが楽しいとさえ感じるようになっていました。

術中、トラブルが起きたときは、もう一人の自分が現れて上から指令を出すと述べましたが、〝もう一人の自分〟を意識できるようになったのも、この頃でした。「そのやり方でいいのか?」「以前はこうだったぞ」などと囁《ささや》いてくれるもう一人の自分を、必要な状況で呼び出せるようになったのです。これは、ある程度の手術の数を経験したことで、自分自身の中にさまざまなエビデンスが蓄積された結果だと考えています。

ようやく自分のペースで手術ができるようになったと言ってもいいかもしれません。亀田総合病院にいた頃は、難しい手術の前になると、家内から「目が怖い」と言われることがたびたびありました。プレッシャーからくる緊張感が、無意識のうちに顔に出ていたらしいのですが、この頃には「目が怖い」と言われることもなくなっていました。難しい手術でも、自分の勝ちパターンに持ち込むことができるようになってきたからでしょう。

〝奇跡〟とは呼ばせない

一九九七（平成九）年。新東京病院は冠動脈バイパス手術の症例数で日本一になります。初年度に三〇件だった手術の数は、約四〇〇件に達していました。その九割以上は、私の執刀です。

新東京病院の実績を〝松戸の奇跡〟と呼ぶ人もいました。しかし、〝奇跡〟という言葉は当てはまりません。日本一の症例数は、運や偶然の力によって築かれたものではないからです。患者さんに満足してもらえる手術を積み重ねてきた〝努力〟の結果、得るべくして得た実績です。それを証明するために考えたのは、一度だけの日本一ではだめだということでした。

新東京病院は、まだ松戸に開院して六年目の病院でした。たった一度のナンバーワンでは、「たまたま」と言われるのは目に見えています。日本一の心臓外科手術を実施する病院として真の実力を示すためには、次の年もナンバーワンであらねばならない。

追い風は吹いていました。「冠動脈バイパス手術が必要な患者は松戸に送れば間違いない」と言ってくれる紹介医は、年々増えていたのです。そして翌年も、チーム全員の努力の甲斐あって新東京病院は冠動脈バイパス手術の症例数で日本一の実績を上げました。

「背中に刀を隠している」

その頃の新東京病院は、都内の同業である大学教授たちから〝海賊〟呼ばわりされたこともありました。患者さんを診察・検査して、手術が必要かどうかを決めるのは主に循環器内科の医師です。内科医の判断で、このケースはいつもの紹介病院にではなく新東京病院の天野に任せたほうがいいとなれば、その患者さんは私のところへ回ってきました。そうなると、手術枠を空けて待っていた病院の外科医にしてみれば、患者さんを新東京病院にさらわれたような気分にもなり、それが〝海賊〟という陰口になっていたわけです。

私の耳には負け惜しみにしか聞こえませんでしたが、一方で、医師としての自分の姿勢を省《かえり》みるきっかけも与えてもらったという気がしています。

数年前、新東京病院にいた当時の私をよく知っている新聞社の記者と会ったときに、こう言われたことがあります。

「昔は背中に刀を隠しているように見えた」

これは、実にうまい表現だなと思いました。手術が楽しく感じられたと述べましたが、その頃は手術をすることが自分の欲求にもなっていたからです。もちろん、患者さんの病気を良くするために手術をするわけですし、それが自分にできる最大の社会貢献です。ただ、その気持ちがギラギラした刀のように見え隠れしていたというのです。

たとえば、心臓の疾患で放っておけば三年しか生きられない患者さんがいたとします。手術をすれば一〇年の予後をつくれると分かれば、普通は手術を患者さんに勧めます。しかし、手術をせずに三年生きるという選択肢も患者さんにはある。そこまで配慮する気持ちが、当時の自分には欠けていたと思うのです。

手術という治療法を選択するのは、あくまでも患者さん本人です。患者さんの希望や人生観に耳を傾けることなく、手術を最優先に考えるのは、〝外科医の驕《おご》り〟に他なりません。自戒を込めて言えば、そこに気づかない外科医は、医師という仕事を勘違いしているのです。

二年続けて冠動脈バイパス手術の症例数日本一になったことで、逆に症例数を追いかける必要はないと考えるようになりました。追求すべきは「質」であり、「効率」であり、「結果」であり、結果からもたらされる「信頼感」です。それを一人の心臓外科医の力で達成するのではなく、医療スタッフ全員の力で成し遂げることが、真のナンバーワンと言える医療機関の姿でしょう。

人を育てること、そしてチームを育てることへの自分の意識が急速に高まったのも、振り返ればこの時期だったように思います。

オフポンプ手術

一九九〇年代後半、心臓外科手術は新たな局面を迎えます。オフポンプ術式——人工心肺を使わず、心臓が拍動したままで行う手術方法が臨床応用され始めたのです。

人工心肺は、心臓を止めて行う手術を可能にします。これは画期的なことで、現在でも難手術では欠かすことのできない装置です。しかし、免疫が著しく弱くなったり、血栓《けっせん》が起こりやすくなるといった理由で、合併症の危険性も出てくる。心臓を止めていられる時間にも限りがあります。

心臓を止めずに行うオフポンプ術式は、患者さんへの負担を軽減し、それまでは手術対象にならなかった高齢者や、脳梗塞で身体の一部に不自由のある人など合併疾患のある患者さんに対する手術を可能にします。この方法は、須磨先生がイタリアで学び、帰国後に日本へその先駆者たちを招いたりしながら臨床の道を拓《ひら》いたものでした。

新しい方向性でしたが、私はそれなりのリスクもともなうと考えていたので、学会で須磨先生に再会したとき、これからの日本の心臓医療にオフポンプ術式は必要かどうかを尋ねてみました。すべての手術に応用する必要はないが、持っていたほうがいい技術だろう、というのが須磨先生の率直な返事でした。

心臓が動いたまま手術をするオフポンプ術式は、技術的にはかなり難しいものです。臨床応用できる段階になったとはいえ、ほとんどの心臓外科医が手を出そうとはしなかった。人工心肺の性能も改善が重ねられていましたから、あえて難しい方法を取り入れる必要もないと考える外科医のほうが多く、皆わざわざリスクをとることは無謀とみなしていたのです。

病院の経営的判断もありました。人工心肺を使った手術と、オフポンプ手術とでは、医療費が異なります。オフポンプ手術は保険で有利になるわけではありません。病院の収益でいえば、オフポンプ手術のほうが患者さん一人当たりにして八〇万円ほど減収になります。わざわざ難しい手術をして、一例ごとに八〇万円ずつ損をするのであれば、人工心肺を使った従来の手術を続けたほうがいいと考える病院の経営者もたくさんいたわけです。

その点、新東京病院の経営陣は先見の明があったと言っていいでしょう。当時の理事長だった平野勉先生は、「医療費の節約は社会的にもいいことなのだし、なにより患者さんの負担が少なくて済む」と、オフポンプ手術を積極的に推進していく方針を打ち出したのです。

悪魔に魂を売り渡してもいい

平野先生は故人となりましたが、一開業医から病院を興《おこ》した人物。私にとって、自らチャンスをつかみにいく姿勢を教えてくれた恩師でもありました。

普通の人と同じことをやっていてはだめだ、普段からアンテナを張りめぐらせておいて、人よりも一歩先に行動を起こす。そんな開拓者精神を、平野先生から注がれたのです。患者さんから学んだ「人の三倍」働くこと。そして、平野先生から学んだ「人の一歩先」を行くこと。その二つの教えが、心臓外科医としての自分の歩みを後押ししてくれたと、いまでも感じています。

私が国内で多くの外科医に先駆けてオフポンプ術式に着手するようになったのも、平野先生の助力があったからです。実は、かなり早い段階で一度、オフポンプ手術を施したことがありました。それは、患者さんの抵抗力が落ちていて、人工心肺が使えなかったために、半ばやむをえずに取り組んだオフポンプ手術でした。

結局、その手術はうまくできませんでした。バイパスに十分な血液が流れず、期待した効果が得られなかったのです。患者さんが亡くなることはありませんでしたが、結論としては体に傷をつけただけで終わり、その後の寿命に貢献できませんでした。はじめて経験したオフポンプ手術は、患者さんに対する申し訳なさと、自分に対する悔しさを刻みつけられる結果になったのです。

それから三年ほどして、ヨーロッパでの最新の器具の開発などもあり、いよいよ日本でもオフポンプ手術が広まる環境が整います。そのときに、足踏みをすることなく一歩が踏み出せたのは、平野先生の「どんどんおやりなさい」という一言があったからです。

私は段階的にオフポンプ術式を取り入れるのではなく、可能な場合はすべてオフポンプで手術を行うことにしました。半年ほどで、新東京病院で実施するバイパス手術はほとんどオフポンプに移行しますが、これは当時の病院の中ではきわめて異例な方針です。大学の権威たちが危ぶむなかで、この手術を進化させるために情熱を注ぐだけでなく、大きな推進力が欲しいと心から思いました。その力を手に入れられるのであれば、悪魔に魂を売り渡してもいいとさえ思ったくらいです。

とはいえ、いっしょに頑張ってくれた仲間たちのおかげもあって、合併症の頻度も少なく、患者さんにとっては肉体的にも経済的にも負担の少ない手術を受けられることで、他の施設より医療に貢献しているという自負もありました。しかも、従来の手術よりも早期の回復が見込めます。

患者さんを送ってくれた紹介医に、電話やファックスで「オフポンプで無事に手術を終えました」という報告をすると、それがきっかけとなって二人、三人と患者さんが送られてくるようになりました。喩《たと》えが適切ではありませんが、買った株がどんどん値上がりしていくような感覚をリアルタイムで味わっていたものです。

新東京病院がほとんどの手術にオフポンプで対応するようになったことは、他の病院との差別化にもなりました。執刀医である私は、オフポンプ術式の〝第一人者〟と呼ばれるようになりますが、それは人よりも一歩先を歩いたことへの評価だと受け止めています。

「神の手」ではなく「ものさしの手」

そして、〝神の手〟という異名――。天皇陛下の手術を執刀したときは、多くのマスメディアがこの言葉を使いました。オフポンプは執刀医の力量が問われます。手技に対する評価は素直に喜べますが、〝神の手〟という称号を冠されるたびに、悪魔に魂を売ろうとした自分にこれほどふさわしくない言葉もないと感じてしまいます。

キャッチコピーとしては、〝神の手〟や〝ゴッドハンド〟という表現はおもしろいでしょう。が、自分がやってきたことも、自分が身につけたことも、生身の人間のなせる業《わざ》です。

自分に特別な才能があったとは思っていません。負けず嫌いな性格や、手先の器用さは自覚していますが、そんな人はいくらでもいます。人並み外れた頭脳を持っていれば、三年も浪人することもなかったでしょう。

おそらく、私がたどってきた道を同じように歩んでいれば、誰だっていまの私くらいのポジションにはつけるはずです。むしろ、もっと素晴らしい人生にめぐり逢うかもしれません。

手術を成功させるには偶然の要素があってはならないと言いましたが、それは人間の力でやり抜かなければならないからです。外科医の手は、人間の手です。不思議な力が宿っているわけではありません。その人間の手を、思い通りに動かし、触ることによって患者さんの心臓の状態を把握する能力というのは、日々のトレーニングと数多くの経験によってしか身につけることはできないと思います。

あえて言えば、〝ものさしの手〟です。それは事前に考え抜いたシミュレーションを、計算通りに進めていくための唯一無二の道具です。

現在の心臓外科手術の基本となる手法が確立されたのは、一九五〇年頃のことでした。近代外科の歴史が二〇〇年くらいですから、それに比べれば非常に歴史は浅く、言ってみれば、まだまだ追求する余地がたくさん残されている領域ということになります。

医学の教科書を読めば、さまざまな症例に対する手術のノウハウが載っています。その中には重鎮の研究者が書いたようなものがたくさんあるでしょう。しかし、過去の文献の集積として書かれたものは、豊富な臨床経験に基づいて導き出された手法ではなく、たまたまうまくいった事例の積み重ねでもあり、偏《かたよ》った一面的なノウハウであることが多いのです。そういったことから、漏れている事柄も数々あることを体験しました。

たとえば、心不全の治療で静脈への負担を減らすために利尿剤が使われることがあります。利尿剤を飲めば体から水分が逃げて行くため、便秘になる患者さんも多いことは外来でもよく経験します。しかし、古い教科書には利尿剤の副作用として便秘になりやすいということは載っていません。それは、実際に患者さんを診て、薬の影響を患者さんたちから聞き取っていないからに他なりません。だから書かれていないということになります。

エビデンスの蓄積に関しては、正しい研究手続きにのっとって得られたデータをもとに教科書に書かれていることは正しいでしょう。しかし、漏れている情報もたくさんあるということは、多くの患者さんとコミュニケーションを取っていれば、おのずと分かってきます。そして、漏れていた情報が、患者さんの実生活に密着しているケースもたくさんあるのです。

そういった教科書には載っていない情報を、日々行う治療の中からすくい上げ、知識として持っておくという地道な作業も、心臓外科医にとっては重要な仕事です。医師の仕事に〝神業〟はありません。腕を磨くには実直に努力を積み重ねるしかなくて、そうでなければ患者さんへの、ひいては社会への貢献はできないのです。

ときには神頼みも

医師というのは科学の最先端にある職業と言えるかもしれません。そのため、非科学的なものに対しては否定論者のように思われることもあります。患者さんの治療に関して、「神の手などない」と断言すれば、よけいにそう思われるでしょう。しかし私自身は、人智の及ばない、いわばスーパーナチュラルな力を否定しているわけではありません。

これまで、どれだけ神頼みをしてきたことか。いまも財布の中には、新東京病院の近くにある松戸神社のお札《ふだ》が入っています。あまり人に言ったことはありませんが、本心から御利益《ごりやく》があると思っています。

父親が亡くなった後、毎年命日の頃になると、つまらないトラブルに見舞われることがありました。理由が分からないだけに、立て続けに起こったときは、さすがに落ち込んだりしたものです。そんなときに、「松戸神社に願《がん》をかけると利く」という話を聞き、お祓《はら》いをしてもらうと、続いていたトラブルがピタリと収まりました。

元旦の明け方に、人が見ていないところで願をかけるのが利くと言われ、こっそり出かけたこともありました。そのときは同じように考えている人が大勢来ていて、みんな顔を見られないように下を向いています。そこにまじって、私も願をかけたものです。

患者さんの命と向き合っていれば、落ち込むことはよくあります。ベストを尽くし、一〇〇%の結果を出せたと思った手術でも、術後に合併症が起きて、命を落とす患者さんもいます。救えない命も現実にある。それが医師の宿命であり、また医師が一人の人間にすぎないことの証《あかし》です。

自分がもう少し精神的に弱かったら、自殺を考えたこともあったかもしれません。本当に死にたいと思ったことは一度もありませんが、自動車を運転している最中に横を大きなトラックが追い抜いていったときに、「あのトラックにいま乗っかられたら……、それでもいいかな……」などという思いが一瞬頭の中を過《よ》ぎったことも何度かありました。そういう弱さも、自分にはあるのです。

厄年《やくどし》の四二歳のときに、尿管結石を患《わずら》いました。ちょうど新東京病院が冠動脈バイパス手術の症例数で日本一になった年で、働き過ぎが原因でしたが、このときも松戸神社にお祓いに行ったものです。

ようやく一人前になれた

また、同じ頃に占いの人から、「良くない相が出ている」と言われたことがありました。手術のために出向いた病院の外来にいた人で、私の患者さんではありませんでしたが、顔を見るなりいきなり言われたのです。占ってあげるからと、生年月日と出生時間を聞かれ、「昭和三〇年一〇月一八日午後三時二〇分」と答えると、「あなたはもうじき絶《ぜつ》に入る」と告げられました。詳しいことは知りませんが、「絶」というのは占いの世界では「死」よりも下のゾーンなのだそうです。死ねば弔ってもらえるけれど、絶に入ると存在がなくなり、弔ってさえもらえなくなると言われました。

病気を患ったりした時期でしたから、どうしたらそこから抜け出せるのか、私は耳を傾けました。すると、「人のために良いことをしなさい」と忠告されました。医者として、自分では一生懸命人のために尽くしていると思っていましたが、「人から頼まれたことを断っているでしょう? 求められたことを断らずに、きちんとやらなければ抜け出せない」と言われたのです。

思い当たることはありました。当時は手術件数が増えていましたから、原稿や講演の依頼などは多忙を理由に断っていたのです。それからは、それを積極的に引き受けるようにしました。夜中に原稿を書き、休日は講演や指導で地方を駆けずり回る。とんでもなく忙しくはなりましたが、その時期の手術以外の活動が後に認められて、新たなチャンスに恵まれることになりました。

恥ずかしい話を打ち明けると、電車に乗って優先席が空いていたときは、必ずそこに座るようにもなりました。そして、腰をかがめていたり杖《つえ》をついているような年配の方が乗ってきたら、手を引っ張って席を譲る。いま思えば優先席でなくても席は譲れたのですが、そういう図々しさも身につけました。

病院にいる間だけでなく、いつ、いかなるときでも人の役に立とうという心掛けのせいかどうかは分かりませんが、自分の中で感じた変化の一つが、父親の夢でした。それまでは、病気で苦しんでいた頃のむくんだ姿の父が、たびたび夢に出てきていました。それが、元気なときの父の姿しか夢に見なくなったのです。

父親の弔い合戦と思って新東京病院に移ってから約一〇年。医師として一人前になったことを、ようやく父が認めてくれたような気がしました。

神が人間に与えた臓器

目には見えない力や、神の領域といったことに、もしかすると心臓外科医は人一倍敏感になるかもしれません。心臓という臓器は、非常に神秘的な構造を持っているからです。

これまで、手術を通して六〇〇〇人以上の心臓を目にしてきましたが、見れば見るほど人間の想像力では絶対にたどりつけない、創造主の意図のようなものさえ感じられます。

たとえば、心臓には左心耳《さしんじ》という突起物が付いています。いったい、何のためにあるのか。不整脈の一種である心房細動《しんぼうさいどう》が起こると、左心耳で血流が滞《とどこお》り、血栓ができやすくなります。それが元で脳梗塞を引き起こすケースもある。天皇陛下の手術のときは、バイパスをつくるとともに左心耳の縫縮《ほうしゅく》処置も施しましたが、左心耳は盲腸と同じように、なぜこんなものが必要なのかが説明できない器官です。

正反対に、命を救うために用意されていたと思えるようなものとも出会います。それが内胸動脈です。グラフトの一つである内胸動脈は、胸郭《きょうかく》が形成されるまでに必要な血管であり、成人の体つきとなった後は、それがなくても人は生きていけます。そんな無用とも思える血管が、まるで「冠動脈が詰まったときの予備として使いなさい」と言わんばかりに、心臓の真ん前にあるのです。そういった人間の想像力が及ばない人体の不思議な構造に触れる瞬間は、創造主と出会う入口に立たされたようにも感じられます。

心臓外科医だけでなく、医師であれば臓器の調和や治癒の力など、理屈が入り込めない未知の領域というものを、いろいろな場面で感じ取っているはずです。医師に限らず、他の分野の学問や職業においても、人の力では解明できていない事柄はたくさんあるのではないでしょうか。

見えないものや分からないことを否定せず、謙虚に取り組んでこそ、学びの機会は増えるし、新たな発見にも出会える。その姿勢の大切さを教えてくれる心臓という臓器によって、人間は命を授《さず》けられた生き物なのです。

「偏差値エリート」に対抗するには

内胸動脈や左心耳の役割は、神が人間に与えた宿題のように言われることがあります。どこにも答えがない状況で、自ら考え、答えを見つけ、前に進んでいく。それが人間に課された命題と言ってもいいかもしれません。

若い研修医たちを指導していると、教わったことを身につける能力は非常に高いと感じられます。しかし最近は、自分から探求し開拓していくということが教育されていないのではないでしょうか。これは、ある意味で偏差値教育の弊害です。

医学部の学生のすべてとは言いませんが、大きな挫折を味わうことなくエリートコースを歩んできた人たちの多くは、高い偏差値を獲得することを重要なターゲットとして生きてきました。知識はどんどん吸収できるけれど、教科書にはない状況で求められる能力は身についていなくて、場当たり的な対応しかできません。自分が窮地に立たされたときの対処法は、いつも誰かが教えてくれる環境で育ってきたとも言えます。

一方、偏差値50の人間は、自分で何とかしなければ上のグループに入ることもできないし、世間からも認められません。偏差値75のエリートたちと伍するには、彼らとは違った戦い方を自分で見つけていかなければなりません。それが、一つの才能を発掘し、自らの進む道を追求していくことでもあるのです。

「迷わず行けよ、行けばわかるさ」というのは、序章でも紹介したアントニオ猪木さんの言葉です。猪木さんは、プロレスラーとして確固たる地位を築いてからも、モハメド・アリとの戦いなど、新たな領域への挑戦を絶えず重ねてきました。周囲からは無謀なことだからやめろ、と忠告されたかもしれません。しかし彼は、これが自分の進む道だと直感したなら、迷いはありませんでした。

自分が信じた道を、一途に、一心に歩んでいれば、いつかは他の人には見えないものが見えてくる。それは、誰から教えてもらったものでもない、自分の力でつかみ取った答えです。

自ら答えを見つけて前に進める人間であれば、たとえどんなに偏差値が低くとも偏差値75のグループの中でも自分の存在をアピールできるはずです。先に、「偏差値50の生き方」と言いましたが、これはいわば偏差値50の人生哲学であり、たぶん私がやってきたことも、そこに尽きると思います。

作家の宮本輝に『青が散る』という小説があります。大学のテニス部を舞台にした作品ですが、その中に、二流でも一流を負かすことがあるというくだりが出てきます。エリートコースを歩んで一流と言われるようになった人間を、コツコツ努力をしている雑草が追い抜くことは、実社会でも往々にしてあるものです。

私は運命論者ではありませんが、人に与えられる幸運というものに、神様はそれほど差をつけていないという気がします。ボーッと待っているだけで転がり込んでくる幸運など、そうあるものではないけれど、チャンスは誰にでも均等に与えられていると思うのです。

三浪の末にようやく私立大の医学部に合格し、大学病院の医局でなく民間病院で手術の腕を磨いた経歴は、「まわり道をした」と言われることもあります。でも、自分では一人前の医師になるために費やした日々は、少しも無駄ではなかったと確信しています。

下積みこそが、花開くための肥やしになる。道半ばで志を折ることがなければ、蕾《つぼみ》のまま枯れることは絶対にない――。

自分の人生を通して、何かを人に伝えられるのであれば、真っ先に伝えたいのは、そんなメッセージです。

第五章　老春プロデューサー

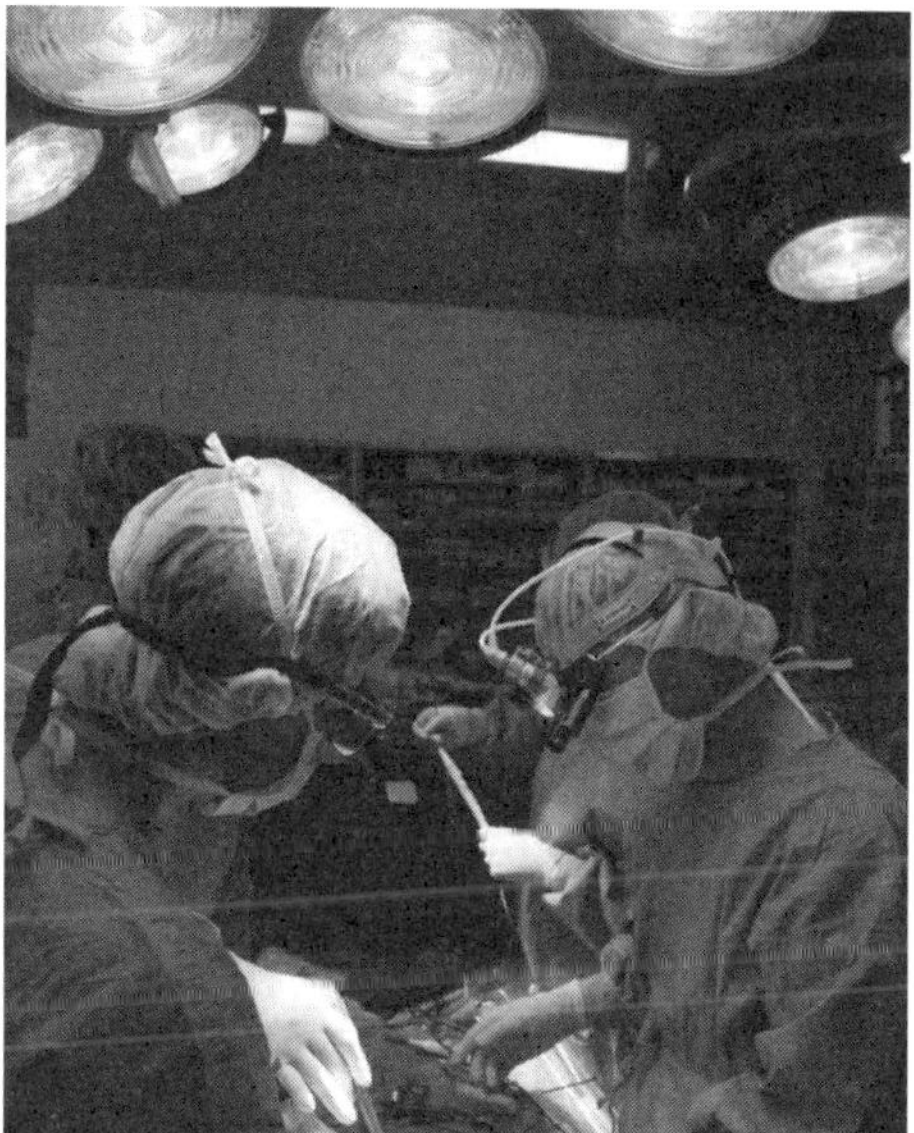

四五歳で手にした大学教授の地位

医学部を卒業後、医局で研修するのではなく民間の病院で臨床の経験を積もうと決めた時点で、自分の人生は大学教授という地位とは縁がないと考えていました。それを思えば、大学からのオファーは青天の霹靂《へきれき》とも言える出来事でした。

二〇〇一（平成一三）年、昭和大学が横浜市北部病院を開院します。新設する循環器センターは、心臓血管外科と循環器内科とが連携する体制が取られましたが、昭和大学の別の附属病院から一部の先生方が参集することは決まっていたものの、それぞれのリーダーとなるべき人物が決まっていませんでした。準備委員会で何人かの医師が内外からリストアップされ、その何番目かに私の名前があったのです。

昭和大学は、私にとって深いつながりのある大学ではありません。にもかかわらず、なぜ候補に挙がったのでしょうか？

準備委員長を務めていたのは、東大の元医学部長・黒川高秀先生。整形外科の教授である黒川先生は、心臓外科の専門ではなく、私との接点もありませんでした。しかし、新東京病院に勤務していた私が、数多くの手術を執刀しながら、一方で講演や医療指導のために地方を駆けずり回っていたことを、黒川先生は耳にしていたのです。その活動が認められ、意中の候補の一人として私の名前が挙がったと、後で聞かされました。

たぶん最初に白羽の矢が立ったわけではなかったのでしょうが、他の候補者が辞退したために、チャンスが私の元にめぐってきたのです。

打診されたときは、驚きだけでなく、評価されたという喜びも湧き上がってきました。それでも、「断ることになるだろう」というのが、正直な気持ちでした。当時、私は新東京病院では不動の四番バッターの重責を担う立場になっていたからです。いわば稼ぎ頭である医師の転職を、病院がすんなり認めてくれるとは思えませんでした。

昭和大学の理事長と最初に面談したときも、色好い返事ができなかったことを覚えています。すると、数日後に今度は黒川先生から連絡があり、食事に誘われたのです。指定されたのは、帝国ホテルのフレンチレストラン。その席で交わされたのは、移籍に関する話ではなく、同じ外科医として、お互いに胸の内にある思いを語り合いました。熱い談義はレストランの閉店時間を過ぎても終わることがありませんでした。

新東京病院に来てから、一〇年が経とうとしていました。新しい環境で自分を鍛え直すいい機会かもしれない――。黒川先生と会ったことで、自分の気持ちも揺れ動きます。ただ、心臓血管外科のトップである自分がやめることで、新東京病院に迷惑がかかることだけは避けたいという思いがありました。

そんな思いは、結果的には杞憂《きゆう》でした。新東京病院の理事長だった平野先生に相談すると、思いがけない展開が待っていたのです。

「臨床現場の医師が大学の教授に迎えられることは、この病院にとっても光栄なことなのだから、ぜひ行ってください。その代わり、できる範囲でいいから、やめた後も新東京病院のために力を貸してください」

こう言って、平野先生は二つ返事で送り出してくれたのです。

その年の四月、私は昭和大学横浜市北部病院循環器センター長に就任します。

四五歳で手にした大学教授の地位。それは、社会的には〝出世〟になるのかもしれません。が、外科医の仕事としては、決してステップアップしたとは言えなかったのです。

執刀機会が半減

昭和大学横浜市北部病院は都筑《つづき》区というところにあります。当時、住民の平均年齢は約三七歳と、非常に若い地区でした。地元に患者さんは少なく、着任前に知らされていなかったのですが、循環器の救急体制も周辺の病院による対応で間に合っていました。結果として、新東京病院に比べたら新天地は時間を持てあます職場だったのです。

何より困ったのは、手術が少ないことです。開院した初年度の心臓血管外科での手術件数は約一〇〇件。その他に、古巣の新東京病院や外部の病院に出向いて手術をすることもありましたが、それでも年間一八〇件ほどしか執刀機会がなかったのです。

「困った」というのが、そのときの率直な気持ちです。外科医としてのスキルを臨床の現場で身につけてきた私にとって、手術をすることは自分自身の能力を確認する手段にもなっていたからです。スポーツ選手が実戦を通して勝負勘や判断力を養うのと同じです。手術で磨いてきた実力は、手術をしなくなれば鈍っていく。執刀機会が減ったことは、それまで見ていたものが見えなくなっていくような不安を募《つの》らせるのです。

たとえ話になりますが、昔観たアクション映画の中で、猛スピードで走っている自動車の上に、同じスピードで飛んでいる飛行機から飛び移るシーンがありました。じっとしていれば目の前を一瞬で通り過ぎてしまうような対象物でも、自分が同じスピードで動いていれば、止まっているように見える。手術の数をこなすなかで見えてくる景色というのは、そんな感覚です。見えているものを見続けるには、同じペースで走り続けるしかありません。

いま手を挙げなければ……

新東京病院にいたときに比べて、執刀機会が半分以下になったことは、臨床現場で叩き上げてきた私にとっては切実な問題でした。新しい大学附属病院で頑張ろうという気持ちはあるものの、自分がもっとも得意とする能力を発揮する場があまりに少なかったのです。周辺地域で住民の高齢化が進んで対象患者さんを得るには一五〜二〇年かかりますが、そのときは私自身が外科医として力を発揮できなくなっているでしょう。そう感じ始めていたところに、順天堂大学の教授選の情報を得ました。

その時期、順天堂大学医学部の胸部外科（心臓血管外科+呼吸器外科）の主任教授は不在でした。教授選が立ち上げられたものの、適任者がいないということで再公募になっていたのです。その話が持ち込まれたときには、このタイミングは逃してはならないと感じ、すぐに手を挙げました。いま手を挙げなければ絶対に後悔すると思えたし、自分しかいないだろうという確信めいた予感もあったのです。

それは、天皇陛下の執刀医を任されたときの気持ちに似ています。「迷わず行けよ。他に誰がやるんだ、自分以上に結果を出せる人間はいない」と、素直に思えたのです。

昭和大学に呼んでくれた黒川先生には本当に申し訳ないという気持ちでした。でも、私が相談に行くと、黒川先生も了承してくれました。分院の教授でいるよりも、中央の主任教授になったほうが力は発揮できる。大きなチャンスなのだから、是非ものにしてくださいと言って、私の背中を後押ししてくれたのです。

前述した通り、他の候補者の約三倍の手術実績があったことなどが認められ、二〇〇二年の七月に私は順天堂大学の教授に迎えられることになりました。そして、分院ではなく大学の医局の教授になったことで、「人を育てる」という責任をそれまで以上に強く意識するようになっていくのです。

順天堂大学教授の初日

着任して三カ月ほどで、臓器別再編ということで心臓血管外科と呼吸器外科とは分離しますが、当時の胸部外科のトップとして順天堂医院に赴任《ふにん》することが決まったとき、当時の理事長からこんな言葉をかけられました。

「この病院には現職の大臣や国会議員が担《かつ》ぎ込まれることもある。覚悟しておくように」

理事長の頭の中には、二〇〇〇（平成一二）年の五月に在任中に亡くなった小渕恵三総理のことがあったのでしょう。もともと心臓病を患っていた小渕さんは、四月に脳梗塞の疑いで順天堂医院に緊急入院し、そのまま意識が戻ることなく死去しました。また、一九九〇（平成二）年九月には、次期総理候補だった安倍晋太郎さんが膵臓《すいぞう》がんで入院し、そのまま回復することなく翌九一年五月に順天堂で亡くなっています。

社会的に強い影響力を持った患者さんもたくさん運ばれてくる。いざ鎌倉というときに、しっかり結果を出してくれと、私は激励を受けたのです。

昭和大学での引き継ぎ業務などが六月末までかかり、順天堂大学は七月一日が赴任日でした。その前日はサッカーのワールドカップの決勝戦。ブラジルとドイツの試合を横浜国際総合競技場（現日産スタジアム）まで観に行き、自宅に帰ったのは深夜の二時頃。それから仮眠をとり、早朝の電車で初出勤しました。

六時四〇分頃、順天堂医院の前に着いたときは、身が引き締まる思いでした。気負いはありません。自分にできることを精一杯やるしかない。ことさら神妙な気持ちになったわけではありませんが、「これからお世話になります」という思いで、病院の建物に向かって一礼したことを覚えています。

初日は、まず赴任のあいさつ回りです。理事長から始まって、学長、院長と、順番に部屋を訪ね、よろしくお願いしますと頭を下げて歩く。それが一通り終わると、今度はあいさつに来る人たちへの対応に追われます。約一年半空位だった教授職なので、新任の教授のところにはいろいろな業界の人たちが次から次へと訪ねてきました。普段とは違った、慣れない忙しさがようやく落ち着いたのは、夕方近くになってからのことでした。

初日一番の大仕事は、その後に訪れます。杏林大学から赴任早々の私あてに急患が運ばれてきました。順天堂医院での第一例目の手術は、いきなり初日の、そろそろ一息つけるかという時間帯に飛び込んできたのです。

朝から続いたあいさつ回りで、私はかなり気疲れしていました。ところが、手術着を身につけ、ヘッドライトと拡大鏡を装着すると、体の内側から力がみなぎってきたのです。陸に上がった河童《かっぱ》が、水を得たようなものです。

前の晩は三時間ほどしか眠っていません。しかし、研修医だった頃から睡眠時間は四、五時間の生活を送ってきましたから、私は続けて長くは眠れない体になっています。三時間の睡眠でも、十分手術には対応できました。

ちなみにそのような体質ということで、仮眠を上手に取る技術が身についている気がします。たとえば、一日に三件、四件と手術が入っているような日。手術と手術の合間に、医師室のソファで一〇分程度の仮眠を取ることはよくあります。横になって、お腹で大きく呼吸していると、すぐに微睡《まどろみ》がやってくる。眠りに落ちると、必ず夢を見ます。そして、夢の中にいる自分にハッと気づいて目が覚める。夢を見たことが「寝た」という自覚になり、それで気分もリフレッシュするのです。

仮眠では肉体的な疲労の回復までは望めません。しかし、私自身の実感としては、少し疲れが残っているくらいのコンディションのほうが、無駄のないパフォーマンスを発揮できる。プロ野球のピッチャーは、長い休養の後は球が上擦《うわず》るとよく言いますが、それと同じ感覚ではないでしょうか。ちょっと腹筋が痛いとか、腕の筋肉に張りがあるとか、それくらいの疲れを自覚できるときのほうが、自分の肉体を的確にコントロールできるようで、無駄の少ない手術になります。

順天堂大学の教授となった初日の手術は、普段の力を普段通りに出し、無事に終えることができました。朝、家を出るときには、「今日は早く帰る」と家内には言っていたのですが……、嘘になってしまいました。結局、赴任の初日から私は病院に泊まり込むことになったのです。

早朝七時から英会話のレッスン

順天堂医院に来てからの執刀は、月・木曜日が二例、火・金曜日が一例、水曜日が外来の診察で手術はゼロというペース。外科医として患者さんの治療に当たるだけでなく、大学の教授としての職務もあります。それもいまの自分がやるべき仕事なのだと、最初は言い聞かせていました。しかし、納得はしていても、「つまらなくて仕方がない」というのが本音でした。

教授会やいろいろな委員会に出席しても、古株の先生方だけが納得するような内容で、眠くなるばかりです。中にはペーパーを一枚回せば済むような会議もある。一カ月もすると、こんなことに毎日つき合わされていたらたまらないと、フラストレーションがふつふつと湧き上がってくるのが自分でも分かりました。

とはいえ、教授として研究や教育のことがしっかりできるのかといえば、そっちの方面は素人同然です。外科医として手術のノウハウを現場で教えることはできても、教育者、もしくは研究者としての力量は、日々の仕事の中からキャッチアップしていかなければならなかったのです。

順天堂大学に来てから一カ月半ほどしたときに、オーストラリアから重鎮の医師が来日し、面談したことがありました。その際、「主任教授」と紹介されますから、相手も一人前の学者として私に接してくる。しかも、会話は英語。私はほとんどしゃべれない英語でなんとか対応しましたが、実のある会話になるはずがありません。

こういう機会が頻繁にあるのだと思うと、「大学教授って偉いんだな」と、最初は他人事のように感じました。が、それもいまの自分の仕事なのだと気づいて、気分が重くなったものです。

自分の立ち位置が見えた瞬間だったかもしれません。心臓外科の執刀医としては、どこに行っても恥ずかしくないだけの実力も実績も身につけているという自負がありました。ところが、心臓外科の教授として社会全体から見たときに、英語で十分なコミュニケーションがとれないことは大きなウィークポイントになります。たとえば、国際学会で発表するような機会が出てきたときに、稚拙《ちせつ》な英語では言いたいことも正確に伝えられないし、そこを指摘されれば恥もかきます。実際に、英会話に関してはこれまで何度も恥をかいてきましたが、順天堂大学の教授になったことで、自分では見えていなかった弱点を思い知らされたのです。

弱点が自覚できると、その弱点を抱えていることに対する恐れのような感情が芽生えてきます。英語力の拙《つたな》さを痛感した私は、すぐに英会話を習い始めました。週に二～三回、朝の七時くらいから予約を取って、専任の講師とマンツーマンで特訓です。忘れていた文法をやり直し、さまざまな場面を想定しながら英会話のスキルを学んでいきました。

弱点の先に見えた自分の役割

三年半通ったおかげで、外国へ行っても恥をかかないで済む程度の英語力は身についたと思っています。しかし、英会話の勉強を続けている間に、一方ではそれまでとはまったく別な考え方をするようになりました。ちょっと待てよ、と。

ここで背伸びをしても、自分がやれることはたかが知れている。そもそもアカデミックな礎《いしずえ》がない自分が、なぜ順天堂大学の教授に選ばれたのか。自分の取り柄は手術であり、その能力が認められたからこそ、私はいまのポジションについているのではないか――。

当時、順天堂大学にはかなり多額の負債がありました。それを返済しなければならない時期に呼ばれたということは、利益を上げることも私に期待された役割だったはずです。だとすれば、自分は手術を一生懸命やって、それ以外の仕事は対応できる人間を育てればいいだろう。そんな、居直りにも似た気持ちを強く意識するようになったのです。

自分の意向を大学当局に伝えると、それは織り込み済みであったかのように、反対はされませんでした。すべての会議には出なくてもいいから手術を頑張るようにと、病院長からも逆に励まされたのです。

そのときは、自分は旧西ドイツのサッカー選手だったゲルト・ミュラーになればいいのだと思いました。とにかくゴールに向かってボールを蹴り込み、点を取るのがミュラーの仕事。その役割をまっとうして彼が他者の追随を許さない大量の得点を叩き出したように、数多くの手術を成功させることが病院に貢献するための私の役割だと感じられました。以来、私の仕事のスタイルは、再び手術中心に戻っていきます。

順天堂大学の教授になった当初、少しは家族のことを顧《かえり》みる生活になるのではないかと家内は考えていたようです。その気持ちは薄々感じ取っていましたから、申し訳ないと思いながら、家族にこう告げました。

「これからは手術も増えるし、若い人たちもしっかり育てていく。いままで以上の仕事をすることになるから、もう夫も父親もいないものと思ってくれ」

家内の口から不満がこぼれることはありませんでした。予想はしていたのか、とっくにあきらめていたのか分かりませんが、私の決めたことを家族も受け入れてくれたのです。

そのときから駆け足で前に進んできた自分の歩みが、一〇年以上経ったいまも、歩調を緩《ゆる》めることなく続いています。

目の衰えが始まる

順天堂大学の教授になったのは四六歳のときでした。四〇代も後半になれば、肉体の衰えを感じる場面も出てきます。

最初に自覚したのは目でした。もともと強度の近視で、普段からコンタクトレンズを着けていましたが、老眼は四二歳のときから始まっていました。四四歳になった頃には、いままで見えていたものが見えにくくなってきました。それでも、角度を変えたりすればいつも通りに見えていましたから、特に対処はしていませんでした。

ところが四七歳になって、暗いところで文字が見えにくくなってきました。順天堂医院で手術をするときはヘッドライトと拡大鏡を装着しますから問題はありませんが、他所の病院に出向いて手術をしたときに、光量が足りなかったりすると、見えにくいということをたびたび経験するようになったのです。

恩師である須磨先生が手術の第一線を退いた理由の一つが、乱視だったことを思い出しました。目の衰えは、心臓外科医にとっては死活問題です。そろそろカウントダウンが始まったか……。そんなことも考えるようになりますが、目の他には肉体的にも精神的にも衰えは感じていなかったので、目の状態さえ克服できれば、まだまだ自分には第一線を退《ひ》く理由は何もないと思いました。

外科医に限った話ではなく、人が第一線を退くときには、何らかの理由があるでしょう。ただし、やりたいのにやめざるをえなくなったケースと、やれるのに続けなかったケースとでは、理由の意味も違ってきます。

前者にとっての理由は、自分の能力や努力で克服できない障壁です。一方、後者にとっての理由は、自分の能力や努力で克服することをあきらめた者が、自分で探し出したやめるためのきっかけだという気がします。

もうやめたい、これ以上続けたくないと思うようになると、人間は努力を放棄するようになる。そして、やめるためのきっかけを欲するようになり、適当な理由が見つかると、それがリタイアのタイミングであると自分に言い聞かせ、第一線から退いていきます。そういう人は、どんな分野にもいるものですが、それでは潔《いさぎよ》くないと考えていました。

私自身の中では、心臓外科医をやめるタイミングは決めてあります。それは、二例続けて同じ失敗をしたとき。仮に、冠動脈バイパス手術でうまくいったという手応えがあるにもかかわらず、バイパスに血液が流れずに患者さんが亡くなったとします。そういった失敗が二例続いたとしたら、理由は明らかに技術的な衰えでしょう。そのときは、潔く引退すべきだと決めています。

ですから、自分にとって目の衰えはやめる理由にはなりません。衰えを補完する手立てがなくなったときが、そのタイミングなのです。手術のときに一番必要なのは、手元がしっかり見えるだけの視力です。その視力を確保するための努力をせずに、引退を考えるつもりはありません。

試みに、コンタクトレンズの度数を下げてみると、それまでよりは手元が見えるようになりましたが、今度は周辺の細かい出血などが見えにくいので不自由でした。明らかに以前よりも悪いコンディションの中で手術をしなければならなくなったのを自覚して、思い切ってレーシック手術で矯正《きょうせい》しようかとも考えました。

衰えを克服する力

そうやって、目に関してあれこれもがいている時期に、思わぬ解決の方法に出会いました。NHKの『ここが聞きたい！　名医にQ』という番組に出ることになり、その収録の日。本番前にアナウンサーの古屋和雄さんが台本を読んでいました。古屋さんは私よりも六歳年上です。しかし、老眼鏡をかけていません。「眼鏡なしで小さな字が読めるんですか？」と何気なく聞いてみると、古屋さんは遠近両用の二重焦点コンタクトレンズを使っていて、それが非常に便利だと勧めてくれたのです。

その少し前に同窓会があったとき、仙台で眼科医をやっている友人から、多重焦点コンタクトレンズというものがあると聞かされたことを思い出しました。それを実際に使っている古屋さんの「便利ですよ」という一言を聞いて、自分が必死で探し求めていた答えにめぐり会えたように感じたものです。

二日後の日曜日、さっそく眼鏡店へ二重焦点コンタクトレンズをつくりに行きます。店の人からは、普通は近視の度数から一度、大きくても二度くらいしか二重焦点の度数を落とさないと言われましたが、私の場合は三・五度も落としました。そこまで度数を違える人はほとんどいないらしいのですが、これがピタリと合った。手術になると、若い助手たちが見えない部分まで私には見えた。目の不安は、きれいに解消されたのです。

体験的に言えば、壁にぶつかったとき、あきらめずにもがいていれば、ブレークスルーのヒントは必ず見つけることができると思います。目の衰えという状況を克服できたのも、何とかしたいと思って、もがき続けていた結果です。もしも、避けられない老化現象の一つとしてあきらめていたら、同級生のインフォメーションも記憶にとどめてはいなかったでしょうし、古屋さんと出会ってすぐに眼鏡店に足を運ぶこともなかったでしょう。そして、見えないのは仕方がないと自分に言い聞かせながら、「心臓外科医は五五歳が限界」という説を、本当に引退の理由にしていたかもしれません。

目に関しては、これから先も衰えていくことは分かっています。強い光量のライトを使っていれば、白内障の進行は早まります。しかし、眼内レンズがどんどん良くなっていますから、もしも白内障になっても最新の眼内レンズで克服できる。その先には、黄斑変性《おうはんへんせい》になる可能性がありますが、この病気もｉＰＳ細胞で一番最初に治ると言われています。

心臓外科医をやめる理由を探すつもりは毛頭ありませんが、続けていくための理由と動機は、自分の意志でいくらでも見つけることができるのです。

突然襲ってきた病

肉体面の衰えというと、五二歳で比較的大きな病気を患っています。橋本病《はしもとびょう》という、自己免疫疾患です。

一月下旬の月曜日でした。朝、目を覚ましたときから全身に感じた倦怠感《けんたい》。前日の日曜日、ゴルフに行っていましたから、その疲れが残っているのかと最初は思いましたが、午前中の回診から体が言うことを聞かなくなってきました。貧血の症状があり、動悸《どうき》もする。これはただの疲労ではない。ひょっとしたら、消化器系のがんではないかと、悪い想像が頭の中を駆けめぐります。すぐに検査をしてもらうと、甲状腺《こうじょうせん》の機能に異常があることが判明しました。

甲状腺の病気でよく知られるバセドー病は、甲状腺ホルモンの分泌《ぶんぴつ》が過剰になり、新陳代謝が活発になり過ぎる疾患ですが、橋本病の初期には甲状腺組織が壊されて、甲状腺ホルモンの分泌が増加し代謝が亢進《こうしん》する結果として頻脈になって、疲労しやすい状態になってしまいます。

投薬治療をすれば、日常生活は支障なく送ることができます。ただ、人によっては複視の症状が出ることもあると担当医から告げられました。物が二つに見える視覚異常のことです。これが出たら心臓外科医は続けられないと、ビクビクしながら治療を続けていましたが、幸い複視の症状は出ませんでした。

それでも薬の副作用で全身がかゆくなったり、筋力が衰えたり、関節が弱くなったり、病気が及ぼす影響は小さくありません。言ってみれば肉体的にも精神的にもパワーダウンした状態ですから、それまでと同じペースで仕事をしていれば、心身への負担が増します。実際に、回診に行けば疲れるし、長時間の手術の後の疲労も大きくなったように感じられました。

救いだったのは、この症状と死ぬまでつき合うわけではないということでした。甲状腺の機能が壊れる病気は、ある程度まで進んでしまえば、ホルモンの分泌は正常に戻ります。細胞の減少で、いずれは機能低下症になりますが、そのときはホルモンを補給してやればいい。私の場合も、約三年半の投薬治療で、症状はほとんど治まりました。

五二歳で開眼

怪我《けが》の功名《こうみょう》という言葉がありますが、甲状腺の病気になったことは、心臓外科医の仕事を続けていくうえで、実は非常に大きな節目になった出来事でした。

病気という辛い状況に置かれている間、転んでもただでは起きるものかという思いがつねに心の片隅にはありました。体力や気力が奪われそうになっても、少しでも違う景色を見てやろうという好奇心までは失せなかった。そのおかげで、見えていなかった景色がいくつも見えてきたのです。

〝開眼〟という言葉を使ってもいいでしょう。五二歳のとき、甲状腺の疾患で体調が万全ではなくなったと分かってから、真っ先に考えたことは、日々の職務をどうやって遂行していくかということでした。そして、仕事の中にある無駄を徹底的にそぎ落とすという結論に至ります。その心掛けが、自分の手術を進歩させたと言ってもいいと思います。

たとえば、バイパスの血管を縫い合わせるとき。心臓の手術では、出血はもっとも避けるべき事態です。教科書には血液が漏れないようにしっかり縫合しなければならないと書いてある。それは正しいのです。医学生だった頃から私が練習してきた糸結びも、血液が漏れないように、速く、正確に縫うための手技に他なりません。

しかし、よりシンプルに、より短い時間で、より精度の高い手術を行うことを考えるようになったことで、目から鱗《うろこ》が落ちるような発見があったのです。

あえて緩く縫う。それがどれだけ危険なことなのか、外科医なら基本中の基本として記憶に刷り込まれていることです。ところが、場合によっては出血しそうなくらいの緩さで縫い合わせたほうが、よりきれいな出来映《できば》えになることがあるのです。きれいな出来映えということは、それだけ血管が長く保《も》つことを意味します。しかも、圧迫止血をして、いたずらに血が止まるのを待つ時間も短縮できる。手術時間も短くなり、患者さんの負担の軽減にもつながります。

緩く縫うことの効果にはじめて気づいたときは、宝物を見つけたような興奮を覚え、とにかく嬉しくて仕方がありません。おかしな話ですが、頭の中には小学三年生のときの記憶がよみがえってきました。はじめて成績でオール五を取り、ご褒美《ほうび》に祖父が一万円くれたことがあります。私は一目散に文房具店へ行き、欲しかったパイロットの万年筆を買いました。その万年筆は自分がはじめて手に入れた宝物でした。

自慢の宝物をみんなに見せたくなったように、私は手術の現場で緩く縫う手技を助手たちに見せ、指導もしました。教科書には載っていない縫合の手法を、最初は助手たちも驚きの目で見ていますが、教えられた通りにやれば、理想的な結果が出せる。そういった、次の世代に伝えることができる画期的な技術が、五二歳を過ぎた頃から、いくつも見えてきたのです。

画期的な技術といっても、難しいことではありません。術中に、ふと気づくような何気ない方法ばかりで、それまで気づかなかった自分が間抜けに思えるくらいシンプルな手技です。でも、その景色が見えるようになったのは、年間三〇〇例以上の手術を積み重ねてきた経験に対する褒美のようにも思われます。

私の手術は、五二歳を過ぎてから速くなったし、うまくなりました。そして、患者さんのために、もっと役に立てるようになったという喜びも得られました。医師を志してから三〇年経って、目の前が大きく開けていく感覚を味わえるようになったのです。

医師ではなく一人の人間として

五二歳を自分自身の転機だと感じる理由は、もう一つあります。それは、患者さんとの接し方が変わってきたことです。

目の前の景色が大きく開けたことで、一人前の外科医として確固たるものが備わったと、私は自分で認められるようになりました。そんな自信が関係していると思うのですが、自分は医師である前に一人の人間であるということを強く意識するようになったのです。

以前は、「医師対患者」という関係の中だけで患者さんと接していたようです。どんなときでも、私は「医師」として振る舞い、相手を「患者」として見ていた。「医師」であることが、自分の存在の拠り所になっていました。

ところが、五二歳を過ぎた頃から、そういう感覚がなくなってきました。治療のときは「医師対患者」という関係で接しますが、その関係をいつでもリセットできるようになった。相手が年配者であれば、人生の先輩に対する尊敬の念をもって会話ができるようになった。相手が若い人であれば、少しよけいに生きてきた一人の人間として、コミュニケーションがとれるようになった。目線をいろいろなかたちに変えながら、患者さん一人一人と向き合うことができるようになってきたのです。

人として、ひとまわり大きく成長できたのかもしれません。そう実感できるのは、五〇代になってからプライベートでも友だちがたくさんできたからです。

外科医の仕事に生活のほとんどを費やしてきたせいもありますが、私には友だちがあまりいなかった。子どもの頃から、自分しか信じないような一面もありましたから、性格にも原因はあるのでしょう。自分から積極的に交友関係を広げていくのも、得意ではなかったと思います。

いまでも、社交的なほうだとは思いませんが、それでも友だちは年々増えています。その中には、私が手術をした患者さんも少なくなくて、いっしょにゴルフに行き、元気になった姿を見たりすると、手術をさせてもらったことに感謝する気持ちでいっぱいになってきます。

五二歳から人生が大きく開けたと言うと、遅咲きという言葉を思い浮かべる人もいるかもしれません。しかし、決して遅いとは思いません。なぜなら、その先に待っている人生の価値が分かっているからです。

六〇代、七〇代、八〇代……。その人生の素晴らしさを教えてくれたのは、他でもない、私が手術を担当させてもらった患者さんたちでした。

「長生き」ではなく「永活き」を

本書の冒頭で、私はこう書きました。

〈陛下の手術を執刀したことは、自分の人生に非常に大きな影響を及ぼすものであったということを、いまは強く感じているからです〉

オフポンプ術式の登場によって、それまでは手術の対象にならなかった高齢者にも心臓病を克服する道が開けました。一九九〇年代の終わり以降、患者さんにも高齢者の割合が年々多くなってきます。その現実に対して、実は心の中でずっと悩み続けていました。

この手術に、意味があるのか――。

傲慢《ごうまん》に聞こえるかもしれませんが、そんな思いを抱きながら高齢者の手術を執刀することがよくありました。特に八〇歳を過ぎた患者さんになると、心臓以外の臓器にも疾患があったり、骨や関節などの病気があったりして、日常生活そのものになんらかの支障が出ているることも少なくなかったからです。極端な言い方をすれば、動くだけで苦痛がともなうような人も中にはいたでしょう。

もちろん手術になれば、病気を治すことに全身全霊を傾けて執刀します。しかし、高齢の患者さんの予後を考えたときに、自分の役割に対する疑問のようなものが、いつもしこりのようにつきまとっていました。高齢者の心臓を治して、本当に喜んでもらえるのだろうか。下手をすると、生き地獄を長引かせるだけなのではないか。後に残るのは、高齢者手術の成功例が一つカウントされたという結果に過ぎないのではないか——。

そんな悩みが薄らぎ始めたのは、比較的最近のことです。もやもやした感情を払拭してくれたのは、高齢の患者さんたち自身でした。

あるとき、経験のある循環器内科の医師から、こんな言葉を聞かされます。

「心臓手術をした患者さんは、本当に元気で長生きするんだよね」

そう話した医師は、心臓病の患者さんにカテーテル治療を数多く施してきました。また、カテーテル治療では病気を克服できなかった患者さんが、手術を受けて元気を取り戻すケースがたくさんある。そういう話を、何人かの循環器内科の医師から聞きました。

兄弟や夫婦で、ともに心臓手術を受けた患者さんもいます。実際に会ってみると、本当に元気で長生きしています。中には、八〇代後半になっても、夫婦漫才のように笑顔を絶やさず明るく日々を過ごしている夫婦もいました。その現実を、一例、二例、三例と自分の目で確認するうちに、高齢者の心臓を手術する〝意味〟を、私は感じ取れるようになってきました。

七〇代、八〇代、あるいは九〇代で心臓の手術に耐えられる患者さんたちは、がんや脳血管疾患といった命にかかわる大きな病気を未然に克服してきた人たちです。心臓の疾患は、言ってみれば蛇口が壊れているだけで、蛇口さえきちんと直せば、きれいな水がどんどん流れてくるようになる。家にたとえるなら、土台はしっかりしている状態なのだから、壊れた部分をきちんとリフォームすれば、元通りの快適な生活が送れるようになるわけです。

「長生き」という言葉が、私の中で〝永活《ながい》き〟に変わりました。心臓をしっかり治すことで、高齢の患者さんは活き活きとした永寿をまっとうできるようになる。そういう人生をサポートすることも、心臓外科医の役割の一つだと思えてきたのです。

老春を楽しむ人が一人でも増えるために

高齢の女性の患者さんから、ご主人を肺がんで亡くしたと聞かされたことがあります。私は心中を推し量って、一人で苦労も多いでしょうと言葉をかけました。すると、その患者さんは、こう言ったのです。

「私はいま、老春を楽しんでいます」

伴侶《はんりょ》を失ったことは、運命だと思って受け入れるしかない。残された自分にできるのは、前向きに生きること。いまの自分は心臓の病気も手術で克服できたのだから、これからは好きなことを楽しみながら生きていける。その時間が少しでも長く続いてほしい——。

そんな思いを聞かされたときに、社会のしがらみから解放された高齢者にこそ、自由に生きる時間を謳歌《おうか》する権利があるのだと感じました。そして、患者さんが口にした〝老春〟という言葉が、強烈に印象に残ったのです。

高齢の患者さんに対する自分の仕事は、〝老春プロデューサー〟だと考えるようになりました。高齢者の心臓手術の〝意味〟を、ようやく探り当てることができたわけです。

そして、二〇一二（平成二四）年になって、〝意味〟は〝意義〟に変わります。

天皇陛下の冠動脈バイパス手術。手術を受けられたとき、陛下は七八歳でした。執刀に臨んだときの私は、陛下のために心臓を治すことが自分のミッションだと考えていました。しかし、術後に気づかされたのです。いったい自分は、誰のために執刀したのかということに。

陛下の健康状態は日本中が案じていました。皇居の坂下門だけでなく、各地に開設された記帳所には、老若男女が行列をつくっていたことが報道されました。そして、手術が無事に成功したという結果を、国民が心から喜んでいました。執刀した私は、術後に数えきれない人たちから労《ねぎら》いと感謝の言葉をかけられました。陛下の永活きのために行った手術は、国民の喜びのためでもあったのです。

もう一つ、この年の三月になって、思わず目を奪われたテレビCMがあります。認知症の新薬のCMで、女優の樹木希林さんが認知症のおばあちゃんを演じていました。おばあちゃんの誕生日を家族がお祝いするシーンに、孫の女の子の声で、こんなナレーションが流れます。

「おばあちゃんは認知症です。だけど、おばあちゃんが笑ったら、おかあさんも笑ってた」

このCMを見たときに、たとえ認知症の高齢者であっても、元気でいてくれれば、家族は笑顔を忘れずに明るくなれるのだと思えました。心臓手術で元気なお年寄りをたくさんつくるということは、核家族化が進んだ日本で、家族の結束を取り戻すことにもつながり、間違いなく大きな社会貢献になるはずだと確信したのです。

高齢者の心臓手術は、今後も右肩上がりに増えていきます。心臓外科医が果たせる仕事も、ますます増えていくでしょう。元気に回復した高齢の患者さんたちの姿を見るたびに、まだこの年で第一線を退くわけにはいかないし、自分が手がければ老春を楽しむ人がもっと増えるだろうと思うのです。

八八歳の高齢者オペ

高齢者の手術に大きな意義を見出した時期に、難しい手術が飛び込んできました。患者さんは長井登志男さんという八八歳の男性。以前に何度か診察したことのある人です。

ちょうどＮＨＫ『プロフェッショナル　仕事の流儀』の密着取材が入っていた三月二一日。診察室で長井さんを一目見るなり、心臓がかなり深刻な状態であることが分かりました。ふうーっ、ふうーっと、口で大きく呼吸をしています。動悸が激しく、呼吸すらままならない。日常生活でも相当辛い思いをしていることは想像に難《かた》くありません。

大動脈弁狭窄症が進行し、このままでは命にかかわる症状です。放っておけば、突然死する可能性があることを、長井さんに告げました。

救うには大動脈弁を人工弁に置換する手術しかない。八八歳の高齢者に大規模な人工弁置換手術を行った経験は、まだ私にはありませんでした。手術のリスクも相当高い。それでも、いま手術をしなければ、長井さんは呼吸もままならない状態で、来る日も来る日も突然死の恐怖にさらされながら生きていかなければならないのです。決して外科医の驕《おご》りではなく、患者さんの〝永活き〟のために手術を勧めました。

「自転車に乗って買い物に出歩けるようになるのが、一番の楽しみです」

手術を選択した長井さんは、こう話しました。その言葉を聞いて、長井さんの老春が自分に委《ゆだ》ねられているということを、あらためて胸に刻みつけたのです。

一週間後の三月二九日。長井さんの手術は午前九時三〇分に始まりました。この手術ではオフポンプは使えません。最初から人工心肺を使わなければなりませんが、八八歳の長井さんの心臓を長時間止めることは非常に大きなリスクがあります。止めていられるのは二時間と、私は判断しました。いつもよりもスピードが要求される手術です。

しかし、人工心肺につないで心臓を止め、大動脈にメスを入れた直後。弁の周囲の筋肉に大きな白い塊《かたまり》を見つけ、一瞬、自分の手が止まりそうになりました。それは、シミュレーションしていたよりも、はるかに進行していた石灰化という現象でした。

石灰化した硬い組織は、弁の周囲に付着していても、それ自体は病巣ではありませんが、徐々に弁の開放を妨げて、心臓から出る血量に制限を加えます。石灰化を十分に取り除いて人工弁を取りつけることが重要ですが、大動脈壁《へき》に穴を開けてしまうこともあるのです。しかし、石灰化を放置したまま弁置換をすれば、数年後に再手術が必要になる可能性もあります。

その判断に費やした時間は、ほんの数秒でした。正常に機能しなくなった弁を取り除いた後、すぐに私は石灰化した部分の切除に取りかかりました。簡単な作業ではありません。

心臓の中に現れた骨のような組織にメッツェン（はさみ）を入れ、塊を崩すように切り取っていきます。しかも、正常な部分を損傷しないように……。時間はない。しかし、そんなことを考える間もなく、両手は淡々と硬い組織に切り込んでいました。

完全に切除が終わるまでにかかった時間は二四分。心臓を止めていられる時間を二時間と想定していましたから、かなりのロスをしたことになります。それでも焦りは感じませんでした。五二歳を過ぎてから、手術のスピードは速くなっている。必ずやり遂げられるという揺るぎない自信が、自分の手技を後押ししていたのです。

人工弁を取りつけ、大動脈を閉じる。人工心肺を切り離し、長井さんの心臓に血液が流れると、脈が戻り、再び鼓動が始まりました。所要時間は一時間四五分。目標よりも一五分短縮できた長井さんの手術は、会心の出来でした。

二週間後の退院の日、長井さんは車椅子を使うこともなく、自分の両足でしっかりと歩いて病院を後にしました。また一つ、新たな〝老春〟が始まったのです。

心臓が止まれば、人は死にます。しかし、心臓が止まってから、人は死ぬのではない。生きている限り、生きる喜びを存分に味わい、力いっぱい生き抜いた末に、命が尽きて、最後に心臓は鼓動をやめる——。そう考えれば、人が〝永く活きる〟ためには、心臓は何歳になっても健康な状態でいてほしい臓器なのです。

第六章　医師の覚悟

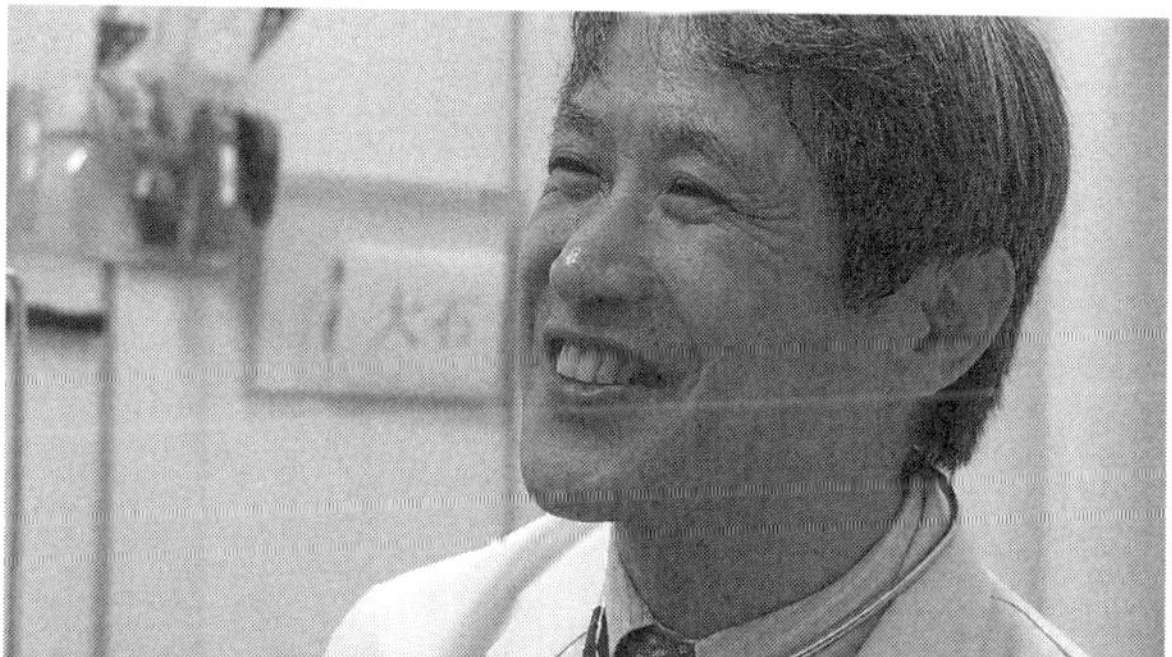

なぜ映画やテレビを監修するのか

転機となった五二歳以降、専門外と言える領域でも仕事をする機会が何度かありました。それが映画やテレビドラマの医療監修や演技指導です。

映画では『チーム・バチスタの栄光』、テレビでは『医龍　Team Medical Dragon』『サマーレスキュー〜天空の診療所』で、台本の構成や医療シーンに関するアドバイザー的な役目を依頼されたのです。

なぜ、引き受けたのか。理由は二つあります。

一つは、心臓外科医療というものを、少しでも多くの人たちに知ってほしいという思いが前々からあったからです。

手術室という密室で行われていることは、一般の人にはなかなか伝わる機会がありません。昔からフィクションの世界では医療過誤がしばしばテーマになりますから、医療現場を知らないことは、よけいな不安を抱いてしまう原因にもなります。医療施設によっては、待合室で手術映像を流しているところもありますが、目にする人は限られているし、現実の生々しい映像には抵抗感を持つ人も少なくありません。

その点、映画やテレビドラマであれば、虚構であるという前提の中で、医療現場の様子を克明に再現することも可能になります。心臓の手術がどういうものなのかということを、患者さん自身が知識として持っていれば、執刀医としては説明もしやすいし、不安や疑問を感じることなく手術を受けてもらうことができます。その一助になることを期待して、映画やテレビの仕事を引き受けたわけです。

もう一つの理由は、医局員たちの育成です。医師という職業は、患者さん以外の異業種の人たちと関わる機会が非常に少ないと感じてきました。ある人に聞いた話ですが、医師と僧侶と教師は、社会人として同世代よりも未熟だそうです。若い研修医の中には、最初は自己紹介も満足にできない者もいますが、実は私の研修医時代も五十歩百歩でしたし、忙しくて外部の方と積極的にお付き合いできませんでした。

それだけに、若いうちから医療以外の分野の仕事の現場に触れる機会をつくってあげて、そこで働く同世代の人たちと自らを比べる機会を増やしてあげたいと思っていました。

映画やテレビの制作現場で動き回るスタッフには、医局員たちと同世代の若い人たちがたくさんいます。しかも、それなりの階級社会であり、半面でチームワークも要求される世界です。その現場に接することで、若い医局員たちが学べることはたくさんあるはずだと考えていました。

また、撮影になれば、普段は会えないような役者さんやタレントさんが何人も現場に来ます。そういう人たちとの出会いは希有《けう》な体験であり、得られるものも多いに違いありません。

もしも私が若い頃に映画の撮影現場に接する機会があったとしたら、役者や制作者の表現力に興味を持ち、彼らの自己アピールの方法などに関心を抱いたはずです。それを思えば、映画やテレビの制作現場は、医局員たちが社会人として必要なコミュニケーション能力を身につけるための恰好のチャンスになると考えたわけです。

私は映画やテレビの制作協力の依頼の受け皿になっていますが、現場で実際に医療指導をする役目のほとんどは、若い医師たちに任せています。そういう仕事を経験することに、医局員たちも当初は戸惑いを見せていましたが、意図を話すと、彼らも賛同してくれました。

私からは学べないことを、異業種の仕事の現場を通じて医局員たちに学び取ってほしい。

そんなねらいもあって、映画やテレビドラマのクレジットに私の名前が連なることになったわけです。

患者を治すのはチームの総合力

手術の成否は執刀医の力量に左右されます。それは事実ですが、心臓病の治療はチームで行うものです。どれだけ執刀医の手技が優れていたとしても、チーム全体のレベルが低ければ、万全な治療は望めないと言ってもいいでしょう。

手術はチームプレーです。執刀医の私の他に、第一助手、第二助手がいます。他に麻酔医が二名、臨床工学技士が二〜三名。さらに看護師が二名。病院によっては病理医が加わることもあります。

一〇名前後の医療スタッフが、患者さんの病気を治すという目的のために、一つにまとまらなければ、完成度の高い手術は行えません。心臓手術は、執刀医の技術だけでなく、チームの総合力で取り組むものだからです。

そして、執刀医もチームに支えられている。過去に、そのことを痛感させられた手術を体験しました。

まだ三〇代半ば、亀田総合病院の心臓血管外科医長だった頃。一通りの心臓手術の方法を覚え、より難しい手術を経験してみたいと思っていた時期に、胸腹部大動脈瘤《だいどうみゃくりゅう》を患った六九歳の女性が運び込まれてきました。この病気の手術は現在でも非常に難易度の高いものですが、血気盛んだった私は、臆することなく執刀に臨みました。

ところが、難しさは私の予測を大きく超えていた。その患者さんは、背中側の下行大動脈から、腹部の骨盤が二つに別れるところまでの大動脈が大きく膨らんでいる状態でした。一部を処置するのではなく、大動脈を全部取り出して、教科書に載っているスケッチ一つを手がかりに、人工血管ですべてつくり直さなければなりません。さらに、大動脈につながる腸や肝臓や腎臓の血管もつくり直さなければならず、きわめて困難な手術でした。

やるしかない。自分を奮い立たせながら手術を続けましたが、三カ所ほど縫った時点で、次第に果てしない作業のように感じられてきました。大動脈と内臓を吻合《ふんごう》しなければならないところは、全部で一三カ所もあります。縫っても、縫っても、終わりが見えてきません。手術の途中で、「もう嫌だな」という気持ちが出てきて、それを私はあからさまに態度に出してしまいました。

その瞬間、大声で叱りつけられたのです。

「先生、私たちだって患者さんによくなってほしいと思っていっしょに頑張っているんです」

声は、自分よりも若い女性の看護師でした。彼女の一言で、折れそうになった心を持ち直すことができたのです。そこからは、目が覚めたように死力をふりしぼり、自分でも驚くほどの手際で一つ一つの縫合を淡々と仕上げていきました。

手術は一八時間に及びました。一カ月以内の死亡率が三〇%という難手術でしたが、術後に腎不全や脳出血が起きることもなく、患者さんは無事に退院しました。

このときの手術は、チームの大切さを学ぶ貴重な体験となりました。執刀医はチームに支えられている。患者さんを治すのは、チーム全体の情熱。誰か一人でも、あきらめたり、歩調が合わなかったりすれば、チームとしての力は発揮できなくなる。まして、執刀医である自分が弱音を吐いていては、いい手術などできるはずがない。チームリーダーとして、スタッフ全員の持っている力を引き出すことも、自分に課された重要な役割なのだ——。そんな自覚がこの体験で芽生えたように感じています。

二〇年ほど前のドイツの文献の中に、バイパス手術を受ける患者さんが関わる病院のスタッフの数は、執刀医から清掃員まで含めると、一週間で平均一九三人に上るという報告が出ています。患者さんの病気と闘うのは、約二〇〇人の病院スタッフであり、そのスタッフを束《たば》ねることも、チームリーダーの大切な責務です。

未来の医師への苦言

心臓血管外科における治療技術は、どんどん進歩を遂げています。そこで懸念されるのは、若い医師の育成を置き去りにして、技術だけが先に進んでしまうことです。

現在、研修過程にあるような若い人たちが、一〇年後、二〇年後に第一線で手術を執刀するようになったときは、現在よりもはるかに進んだ高度な技術が普及しているはずです。三次元のデジタル画像の精度も格段によくなるでしょうし、これまでは知られていなかった新たな手術の方法が確立されている可能性もあるでしょう。

未来の医療現場で駆使される手技を、いま教えることはできません。若い医師たちが技術の進歩から置き去りにされないためには、彼ら自身の〝志〟が何よりも大事になってくると考えています。しかし、あえて苦言を呈すれば、医師を目指す若い人たちの志は低すぎます。

最近の医学生を見ていると、中高生時代に勉強ができたから医学部を受験したという人が少なくありません。そして、大学にいる六年間で具体的な目標も、医師としての理想も見つけることなく研修医になる人がたくさんいます。

手術を見学に来た医学生や研修医に、私はいろいろなボールを投げてみます。血管を縫っているときに、「これくらいなら自分にもできると思うか？」と聞くこともあります。同じ質問を研修医時代の私がされたら、「はい、できます」と即答していたと思うのですが、そういう返事が聞けるのは年に一度、あるか、ないか。「まだやったことがありません」などという声を聞くと、そんな生半可な気持ちで医師になっても、社会貢献できるはずがないだろうと私には思えてくるのです。

若い人たちが本を読まなくなっていることも、深刻な状況だと感じます。医学生のときの私が、図書館にこもって医学書や医学雑誌を読みあさったことは前述しましたが、知識は若い時期のほうが圧倒的に蓄積できるものです。そして、ベテランの医師に対して手技では張り合えなくても、新しい知識があれば質問もできるし議論も挑めます。

研修医だった当時、私は機会があれば勤務先以外の大きな病院を訪ねて、さまざまな症例の手術を見学してきました。その際、必ず執刀医に質問を投げ、ときには生意気に議論をふっかけて、教科書には載っていない知識を貪欲《どんよく》に吸収してきました。それが後に大きな財産にもなった自分自身の勉強法でした。

ところが、いまの私に対して、自分の考えをぶつけてくる若い人は本当に少ない。知識の乏しさに加えて、学び取る姿勢に欠けているという気がします。

医師に必要な能力のうち、教わることは三〇％程度しかありません。あとの七〇％は、自分で獲得していくものです。さらに、教わったことだけで満足せずに、その先を見ようとする好奇心と向上心を持っていなければならないと思うのです。

よく若い医師たちに私が言うのは、見えている部分だけで判断するなということです。見えていない部分を把握する力も、医師にとって大切なスキルになるからです。見えているところの裏側がどうなっているのか、そこを見極める目をつねに意識することが、患者さんに寄り添った治療につながります。

たとえ話でよく言うのは、フェルメールの『真珠の耳飾りの少女』という有名な絵画の印象です。絵の素晴らしさを感じ取るだけでなく、絵の中の少女がいったい何を見ているのか。そこまで踏み込んでみることで、気づかなかった作品の魅力に出会うこともある。それは、決して他人が教えられることではありません。

未来を背負って立つ若い医師たちに、ロートルが教えられることには限りがあります。しかし、限りある中で、どれだけのことを後進に伝えることができるかも、いまの自分にとっての大きな課題ではあるのですが……。

人材育成の三つの方法

優秀な外科医を育てたい――。それが、いまの私にとっての課題であると同時に、大きな目標の一つにもなっています。若い医師の育成法については、順天堂大学に来てからいろいろと考えてきましたが、自分にできることは三つあると思っています。

一つは、退くこと。

自分のキャリアの中では教えることができないこともたくさんあります。たとえば、大動脈瘤の治療に用いられるステントグラフトの使い方や、三次元画像を見ながら遠隔操作をするロボットの臨床応用など。私自身が経験していない新しい医療体系については、次の世代に任せています。そして、仮に行き詰まったりしたようなときにだけ、必要最低限のアドバイスを送るようにします。新しい技術に関しては、それがもっとも早く部下に習得させる方法だと思うからです。

二つ目は、直接指導すること。

山本五十六《いそろく》の有名な言葉に、「やってみせ、言って聞かせて、させてみて、誉《ほ》めてやらねば、人は動かじ」というものがあります。この名言が書かれた色紙を額に入れて私は教授室の壁に飾っているのですが、まず手本を示したうえで、次に同じ作業を第一助手にやらせてみる。そこで欠点や改善点を見出し、場合によってはもう一回やってみせてから、再び同じ作業をさせてみる。それをフェイスツーフェイスで繰り返して、相手の手の動きや視線の配り方を観察しながら実地に技術を教えていくわけです。

第一助手に任せても大丈夫だなという段階になったら、今度は第一助手と、さらに経験が浅い第二助手とでやらせてみます。私は要点を指摘するだけで、トラブルが生じたりしない限り手は出しません。そういったプロセスを、さまざまな症例ごとに経験させることで、必要な技術を若い医師たちに習得させるわけです。

経験の浅い若手を第一助手に起用して、マンツーマンで指導してみたことも過去にはありました。はじめてやらせてみたことを、意外にうまくやってのける者も中にはいます。しかし、多くの場合、私が目の前にいることで緊張してしまい、本来の力が出せなくなってしまうのです。下手をすると、自信喪失につながったり、研修医であれば落第点を付けられてしまう可能性もある。それを避ける意味もあって、経験の浅い者には、私の下の世代の第一助手に指導をさせるようになりました。

そして三つ目が、よりレベルの高い完成形を見せること。

教科書にあるような方法を、そのままやってみせるだけでは効果的な指導法とは言えません。リーダーに求められるのは、教科書のさらに先を行く方法を示すこと。こうすれば、もっと速く、もっときれいに施術できるということを、目の前で見せつける。前述した、あえて緩く縫うといった手技もその一つですが、若い医師にとって、知らなかった技術や知識を獲得できる機会が与えられることは、学ぶ喜びや期待感を育《はぐく》むきっかけになるはずです。

また、難しい技術を教えるだけでなく、ときには演出されたショーのように手術を見せることもあります。たとえばシミュレーションで心臓と胸骨の癒着が予想された再手術で、かなりの困難を覚悟していたものの、胸を開けてみたら意外にきれいな状態だったりすることがあります。そういうケースでは、スマートに完璧な手術をやって見せて、「いつも苦労するばかりじゃない、理想的に終えられる手術もあるんだ」ということを助手や看護師たちに伝えたりもします。

よりレベルの高い完成形を見せるためには、私自身も成長していなければなりません。前回と同じことを見せるのではなく、流れるような美しさで仕上げたり、少しでも時間が短縮できたりといった進歩を示すことも、チームリーダーには必要な条件です。

そして、若い医師が成長し、簡単な手術を任せられる程度になったら、思い切って突き放す。私の感覚で言うと、一人前までいかなくても、〇・七人前くらいになったら、巣立ちをさせる時期です。そして残りの〇・三人前に必要な力は、自分で獲得させるように仕向けるのです。

「何かあったら自分の責任の下に対処するんだぞ」とあらかじめ宣告してから、決まった通りのことをやれば確実に成功できるシンプルな手術の機会を与えてあげるのです。私は手術室には入りません。最初は手術の経過が気になって、医師室のモニターで見ていたりもしますが、そこまで育った医師なら、まず基本的なミスを犯すような心配はないものです。

三つの方法で指導し、最後の仕上げに突き放す。それが自分の体験を踏まえた、私なりの部下の育成法です。

ひ弱な医師に育てたくない

自分なりの指導法といっても、マニュアル化しているわけではありません。誰に対しても、まったく同じように対応するわけにはいかないのが現実です。それは、どんな組織の上司にも共通しているのではないでしょうか。

部下には部下の個性があります。若い頃の自分のように、上司の執刀中に横から口をはさむような部下はいまのところ一人もいませんが、これまで指導した若い医師の中には、しっかり自己主張してくる者もいたし、自分のペースでコツコツ努力するタイプもいました。そういった個性を、普段から意識しながら指導するよう心掛けています。

たとえば、週に一〇例の患者さんを担当させると、コントロールできなくなってパンクしてしまう若い医師がいます。しかし、それをもってして無能と決めつけてはならないと思いますし、そういう人でも担当する患者さんを週に三例くらいに減らしてやると、医師として素晴らしいパフォーマンスを発揮したりすることがあるのです。それが個性であり、その個性を見極めたうえで、持っている本質が出せるような労働環境を見つけてやることも上司の仕事の一つで、適性の見極めにつながることだと思っています。

若い医師たちには、紆余曲折《うよきょくせつ》なく伸びていってほしいという気持ちがあります。その反面、このままストレートに育てば、ひ弱になってしまうだろうという懸念もあります。少なくとも、一定の確率で起きてくるトラブルに対する危機管理能力は、一人前の医師であれば身につけていなければならないことです。

現場では、育てるというより、鍛えるというつもりで若い医師たちと接しています。個性を見極めて、踏んでも立ち上がるタフさがあれば、あえて踏んでみるのです。高い志を持った人間は麦の穂といっしょで、踏めば絶対に伸びていきます。

いまの風潮としては、ほめて伸ばすという育て方が主流なのかもしれません。私も医学部長から、「学生にはなるべくやさしく、ていねいに接するように」と指示されたことがあります。しかし、医療現場での人材育成は、一つ間違えば患者さんの命にかかわるおそれもある。自分たちの仕事が患者さんの命の間合いに入ることであると考えれば、指導に厳しさが出るのは当然のことかもしれません。

もしも手術中に気を抜いて、うかうかしているような部下がいれば、即刻つまみ出します。やさしい上司には、おそらく私は向いていないでしょう。それに、ほめて育てることに長《た》けた教授は他にたくさんいるので、一人くらい理不尽に厳しい人間がいてもいいのではないかという気がします。

前述の山本五十六の言葉には、「誉めてやらねば、人は動かじ」とあります。日常的に部下をほめることはほとんどありませんが、部下の様子を見ていて、叱咤《しった》激励することはよくあります。叱咤に比べて激励の割合は少ないかもしれませんが、「しっかり見ているぞ」というメッセージは、伝えられるよう努力しているつもりです。

そして、育成とは少しニュアンスが異なりますが、部下に気前よく振る舞うことも重要だと考えています。いろいろな手土産をいただいたり、退院して元気になった地方の患者さんから、地元の名産品を送っていただくこともあります。ときにはリンゴやミカンのダンボール箱が、教授室の壁際に何箱も積み上げられることもあります。そういった品物は、たとえ宛先が私個人であっても、働いている環境の中で、スタッフ全員と分かち合うように決めています。

部下たちに頻繁にモノを配って歩く外科医は、おそらく順天堂医院では私くらいでしょう。別に日頃の厳しさの埋め合わせのためにモノを与えているわけではありませんが、結果としては、上司と部下との関係の中で、いい緩衝材《かんしょうざい》になってくれるようにも思っています。

ナンバーワンのチームであるために

「光と影」という表現を使うと、心臓病の治療における手術は「光」と言えるかもしれません。しかし、「影」を意識していなければ、患者さんに寄り添った治療はできないと思います。

最近の例でいえば、退院の直前で脳梗塞を起こした患者さんがいました。手術は非常にうまくいき、術後の経過も良好に思えたのですが、退院の前日になって、「意識がなくなりました」という報告が看護師から上がってきたのです。

結果から言えば、血管が詰まったのは一時的なことで、すぐに血流が戻り、患者さんは無事に退院できました。多くの病院であれば、「自然に治って良かったですね」と家族に説明して終わってしまうでしょう。しかし、それこそが見逃してはならない「影」の部分なのです。

患者さんが脳梗塞を起こしたことは、防げなかった事態と言っていいケースです。手術にも、術後の管理にも、問題があったわけではありません。しかし、「問題がなかった」という理由で、「脳梗塞が起きた」という事実を検証せずに済ませてしまったら、管理体制をブラッシュアップすることはできません。

私は看護師も含めて医局員を招集し、一人一人に問いました。原因を特定するためではありません。どの時点で、どんな治療をしていれば防げたと思うか、という意見を聞くのが目的です。

退院間近に血圧の薬を少し減らしておけば防げたかもしれない。不整脈予防薬を併用すれば防げたかもしれない。栄養指導を変えていれば防げたかもしれない――。

さまざまな意見が出てきます。いずれも「たら、れば」の話ではありますが、その中には、本当にトラブルを防ぐことにつながった対処法が含まれている可能性もあるのです。

そういった情報を網のように張りめぐらせ、どの糸をたぐっていけば、どの問題にたどり着くかという認識を、チーム全体で共有してから次に向かう。その体制が確立し、患者さんの管理や治療に一〇〇%生かせることが、目指すべきチームの姿です。

その理想形が、ようやく出来上がりつつあるという手応えが、いまの私にはあります。だからこそ、自分たちのチームはナンバーワンであると、胸を張って言うこともできるのです。

もう一つ、順天堂医院に来てから指導してきたことは、患者さんの重症度に応じた医療配分です。たとえば、術後の対応として、あとは回復を待つだけの患者さんと、脳梗塞を起こして半身不随になった患者さんがいるとします。両方の患者さんに同じように投薬に行き、同じように血圧を測りに行き、同じように尿量を計ったりしていれば、一〇〇の力を五〇ずつ使うことになる。これは改善できると考えました。

手を抜くという意味では決してなく、経過が順調な患者さんに二〇の力で対応できれば、不自由を抱えた患者さんには八〇の力で対応することができます。そういう管理体制を敷くことで、手間をかけるべきところに手間をかけることができるし、実際に治療成績も目に見えて向上してきました。

回復が早い患者さんに対してコンパクトな治療ができるようになると、それまで術後一週間で退院していた患者さんが、六日で退院できるようなケースも出てきます。そういう対応を一〇人の患者さんにできれば、ベッドに一〇日分の余剰ができる。そこに重症の患者さんを受け入れて、手厚く治療することも可能になってきます。

医療の効率が上がることは、スタッフの満足度にもつながりますし、なにより患者さんに対するメリットになります。医療は現場から変えていかなければならない。その意味では、個々のスタッフの育成だけでなく、チーム全体で目標を達成していくための総合力を高めていくことも、自分に課された大切な使命です。

現行制度へのささやかな提言

あくまでも個人的な意見ですが、優秀な医師をつくるための新しい制度があってもいいのではないかと、考えています。

いまの医学生は、やらなければならないことが多すぎます。大学のカリキュラムも増え、医師国家試験の出題数も多く、覚えなければならないことが山ほどある。大学に入った時点で、「外科医になる」という明確な志を抱いている学生と、「親の跡を継いで耳鼻科になる」と決めている学生とが、六年間ほとんど同じ勉強を課せられる現状には、一考の余地があるのではないでしょうか。

たとえとしては適切ではないかもしれませんが、昔であれば陸軍士官学校や海軍兵学校といった、最初からプロフェッショナルを養成するための機関があったことは、年配の方ならご存知のはずです。基礎的なことを勉強したうえで、早期に専門性の高い知識を身につける教育を受けさせた時代がありました。そういった仕組みや環境が、人の命を預かる医師の教育においても、あっていいのではないかと思います。

外科医を志す医学生であれば、大学四年くらいから外科に特化したカリキュラムを組み、必ずしも必要ではない分野の知識の授業は最低限に留める。そして、国家試験もすべての科の問題を課すのではなく、いくつかの分野に特定して、より高い専門性を問う。そんな道が用意されていれば、早い段階で若い才能や技術を伸ばしてやることができるに違いありません。

現行の制度では、医学生は明確な志があったとしても、ひとまず何でもできる医者の素養を求められます。これが、医学生に進路を迷わせる原因にもなっていると思うからです。

また、たとえば東京の病院の消化器内科に勤務していた医師が、故郷に帰って開業しようとした場合。内科の医院がたくさんあり、患者さんの奪い合いになると思えば、内科の看板を掲げなくても開業はできるでしょう。地元に耳鼻科がないと分かれば、臨床経験のない耳鼻科として開業できてしまうのがいまの日本の医師免許制度です。こういう現状があることは、患者さんにとっても不幸なことです。

かつての医師国家試験は、内科、外科、産婦人科、小児科、公衆衛生の五科目に、年度ごとに指定される二科目を加えた七科目で行われていました。それが一九九三（平成五）年から、全科目が出題される形式に変わりました。昔の試験のほうが良かったと言うつもりはありませんが、各分野で優秀な専門医を育成するという意味では、明確な志を持った学生が卒業前に進路を特定できる試験制度があってもいいと思います。

もちろん、最初から一つの分野に特化した医師の育成方法には、欠点もあります。外科医を目指して教育を受けたものの、現場で働き始めてから適性がないことが分かるケースも出てくるかもしれません。また、目の病気を患ったり、指先に障害が出てきたりすれば、手術ができなくなる可能性もあります。そうなったときに備えて、自動車教習所のように一定期間の研修を受けることで、別の分野の専門性を身につけることができるような補完的な仕組みをつくっておくことも考えなければならないでしょう。

――というのが、優秀な専門医を輩出するための育成手段として考えていることです。もちろん、一大学教授の立場で声高に提案できるような立派な意見ではありませんが、やってみる価値はあるという気はしています。

実は、順天堂大学に来てから、学内レベルで試みてみようと考えたこともありました。しかし、そこまでの改革をやろうとすれば、たいへんな時間とエネルギーが必要になります。また、私のような異端の教授には、組織を動かせるだけの基盤もないことは明らかで、それ以前に、外科医としての本分がまっとうできなくなることを危惧《きぐ》して強く主張できないままでした。

一つの道を迷わず行き、一つの道を迷わず究める。やはり、それが自分にはもっともふさわしい生き方です。

医師の命は、自分のものではない

自分の命は、自分のものと思うな――。

若い医師に対して、こう言い聞かせることがあります。医師の命は、自分のものではない。そのことを、私はひとときも忘れたことはありません。

若い医師の中には、自分の力で医師になったと考えている者が大勢います。たしかに勉強はしてきたでしょうし、厳しい競争を勝ち抜いてきたというプライドもあるでしょう。しかし、自分一人の力で医師になったというのは、とんでもない思い上がりです。

国立大学の医学部には、国から莫大な補助金が出ていますし、私大の医学部も、国立大ほどではないにしろ、国からの補助金を受けていて、それらは税金から拠出されています。医師というのは、国民の税金のおかげでライセンスを取得するまでの教育を受けさせてもらっているのです。

税金で報酬を得ている国家公務員は、国のために働くのが仕事。税金で育ててもらった医師も、日本中の人々のために働くのは当然のことでしょう。

さらに、医師ほど幸せな職業はない。目の前で苦しんでいる人に救いの手を差し伸べられるのは、人間が獲得した高い知性のなせる業です。その行為のために、自分が学び、蓄積したものを、すべて注ぎ込むことができるのが医師という仕事です。そして、患者さんを助けることが、大義から施してもらった恩を返すことにもなります。

そのことを、医師は絶対に忘れてはなりません。

滅私奉公《めっしほうこう》という言葉があります。「滅私」という部分については、医師はどんな職業よりも強く感じていなければなりません。人の命を預かるということは、自分の欲求に抗《あらが》う覚悟が必要なのです。患者さんの命を助けるためなら、プライベートでの快楽も放棄できなければなりません。極論すれば、自分の命よりも、預かった患者さんの命を優先しなければならないのが医師という職業だと思っています。もちろん、そういった使命を分かち合うことのできる仲間がいれば、義務と責務を分散させることは可能でしょう。

また、自分を捨てる覚悟に対するインセンティブを、医師は受けています。それが社会的なステータスであり、獲得できる報酬です。医師が世間で「先生」と呼ばれ、同世代よりも高額な賃金を手にできるのは、偉いからではありません。人生に占める私的な部分のいくつかを犠牲にしなければならないことへの代償なのです。

仕事と引き換えに失ったこと

最後に、少しだけプライベートなことを記しておきましょう。私自身、仕事のためにずいぶん家族を犠牲にしてきたという思いがあります。父親が亡くなった後、母親は長男の私を頼りにしていました。できるだけ多くの時間を息子とともに過ごしたいという願いを、はっきり口には出しませんでしたが、それは十分に伝わってきました。

職場に寝泊まりし、週に一度しか家に帰ってこない生活を、家族が望んでいるはずがないことは分かっていました。勤務先が変わるたびに、母親も、家内も、今度はもう少し家庭のことを顧みるようになるだろうと期待していたものです。できることなら病院勤務ではなく、小さな診療所でいいから自宅の近くで開業してもらいたいという希望も持っていました。

そんな家族の思いを感じ取りながらも、何も応えてきませんでした。私には一男一女がいます。長男には、幼いときから何度か病院を見学させたことがありました。もしかすると医療に興味を持ち、人のために尽くす医師という仕事を志すかもしれない。そうなったら、教えられることもたくさんあると思っていました。

しかし、長男が医師を目指すことはありませんでした。彼の中にある医師のイメージは私なのです。そして、医師は家族を粗末にする職業であると刷り込んだのは、まぎれもなく父親の私でしょう。彼は家族も仲間も大切にできる方向性を見つけたいと考えているようです。

医師という仕事に、オールハッピーはありません。患者さんの命を最優先に考えれば、何かが犠牲になるわけで、何かを犠牲にしてでも、一人でも多くの患者さんを助けることに自分の人生を懸けていく。それが〝医師の覚悟〟だと、私は考えています。

患者さんが病気を克服し、元気な日常を取り戻すことを願って力を尽くす。医師の命は、そのためにある。医師が命をまっとうするには、自らが信じた道を、迷わず、歩み続けるしかありません。

その歩みを止めていいのは、ベストパフォーマンスが発揮できなくなり、医師としての賞味期限が終わったときです。医師は、医師である存在理由がなくなって、はじめて「自分の命は自分のものだ」という実感を手にできるのです。

エピローグ　いまだ道半ば

心臓外科医として、自分の手術で患者さんが元気になる姿を目にするようになってからおよそ二五年、四半世紀が経ちました。五〇代も後半となって、ライフワークの集大成とも言える天皇陛下の執刀を終えた後、外科医としての引退を勧めてくれる先輩が何人かいました。大仕事をやり遂げた勲章《くんしょう》が、まだピカピカ輝いているうちに勇退したほうが、生き方として様《さま》になるという忠告です。

たしかに、これ以上の大仕事は、おそらく生涯めぐってくることはないでしょう。満天の冬の星からいちばん輝いている星をつかみ取ったようなものですから。その意味では、私の人生のピークとなる経験と言えるかもしれません。あとは下るだけの人生であれば、潔く後進に道を譲るという選択があることも理解はできます。

しかし、医師をやめることは、まったく考えてはいません。自分を待っている患者さんがいる限り、医師に定年はないのです。力を尽くせる限り、私は医師でありたい。それが、医師になれたことへの礼儀でもあると思うからです。

私は三年浪人しました。一次試験に通っても、縁故がなく二次試験で落とされた悔しさも続けて味わいました。同じような無念さを抱いたまま、高い志があるにもかかわらず、医師になれなかった人たちがたくさんいるはずです。その人たちの志を、医師になれた人間は背負っていかなければなりません。少なくとも、「こんなヤツに負けたのか」と思われないだけの努力と経験を重ねていなければ、選抜されたことへの礼儀をまっとうすることはできないからです。

努力も、経験も、不十分だという思いが募ります。いま医師をやめたら、いずれ人生を振り返ったときに絶対に悔いが残るでしょう。できることをやり残したままリタイアする選択は、自分の中ではありえないことです。

この先、自分にどんな人生が待っているのか。それは、考えることではなくて、自分で見つけていくものです。いままで私は、そう思って生きてきたし、その姿勢はこれからも変わりません。そして、どんな人生を見つけることができるか、どんな人たちと出会えるのか、胸を躍《おど》らせて楽しみにしています。

頭の中でいろいろ計画を立てたところで、その通りの人生など送れるはずがないのです。いまできること、そして、いまやるべきことのためにまっすぐ前を向いて走り、振り返ったときに見えるのが自分の人生です。見えた人生に後悔することなく、納得し、満足したければ、足を止めることなく全力で走り続けるしかないでしょう。

セレンディピティという言葉があります。幸運な偶然を自らの手でつかみ取る力のことですが、これは特別な能力ではないという気がします。なぜなら、自分の人生はまさしく幸運な偶然によって切り拓《ひら》かれてきたからです。

何人もの恩師に恵まれたことで、手術の腕を磨くことができましたし、多くの患者さんとの出会いによって、心が鍛えられました。そして、与えられた環境の中で、心臓外科医としての実績を積み重ねることもできました。自分の力でつくり出した幸運など、一つもありません。

ただ、これだけは断言できます。心臓外科医として日本で一番になろうと思って走り続けていなかったら、幸運な偶然にもめぐり会うことはなかったということです。セレンディピティというのは、能力というよりも、高い志を具現化しようとする人間の生き方だと思います。

迷わず行けよ、行けばわかるさ――。

本書の冒頭に、猪木さんが引退セレモニーのときに読んだ、この言葉を掲げました。医学部受験に三度も失敗し、恵まれた環境の職場を手放すことのくり返しなど、私の生き様は、第三者の目から見れば、まわり道の連続のように感じられるかもしれません。しかし、自分自身の中では、決して足を踏み外すことなく、迷わずに歩んできた、まっすぐな一本道だという気がしています。

その道が、まだ先へと続いているのです。多くの仲間、患者さんたちと共に歩むべき道が。

あとがき

医学部への進学は、自分の志以上に両親、そして親戚中の願いでした。合格が決まったときには本当にみんなが心から喜んでくれて、ふだんは寡黙な父も周囲からの祝福に対して饒舌《じょうぜつ》に応えていたことが懐かしく思い出されます。

入学後のオリエンテーションでは同級生の多くが明らかに自分よりも若くはつらつとしていて、みんな眩《まぶ》しく見えました。「多浪生は一度でも留年すると国家試験合格が危うい」という指導教授から受けた一言が頭にこびりついて、そのときから「自分にはもう後がない」と、思い込んでいました。三年浪人したことへの焦燥《しょうそう》感からか、回り道は許されないという思いが日増しに強くなり、学問ではなく腕で勝負するという単純な発想で外科医となる方向性を決めていたように思えます。

「外科医は体力だ」。先輩たちのそんな助言から、経験のあるスキー部に入部しましたが、病弱な父と、自ら働いて家計を助けていた母親へ、高額な合宿費用など経済的な負担をかけることを考えると、長くは続けられませんでした。

スキー部は一年で諦《あきら》めて、仲間が休み時間になると楽しそうに練習していた硬式テニス部に途中入部し、実力でレギュラーを勝ち取ったことが、いつの間にか「追いつける」という自信になっていたのでしょう。自己節制して体調管理することや本番の試合で確実に勝つために練習を繰り返すというテニス部の流儀が、当時は医学のアマチュアだった私にさえも、プロの医師の考え方と重なるように感じられたものです。また長丁場の試合には必ず雌雄《しゆう》を決するターニングポイントがあり、そこを見極めてわずかな差を確実に制した者が勝者になる世界は、自分の生き様にも合っていました。

そのようななか、大学二年生のときに当時の主治医に諭《さと》されるままに父は僧帽弁《そうぼうべん》置換手術を受けたのですが、このときからテニス部での活動も含めて一人前の心臓外科医になるための修養は始まっていたように思えるのです。

三年浪人しても第一志望の国立大学がかなわずに進学した私大医学部、さらに大学入学後も第一志望のクラブ活動ではなかったテニス部でのレギュラー獲得、その後も第一志望でない研修病院での自由な二年間、志望した病院ではないがより多くの経験を積めた専門医研修と、思えば私はギリギリで「後がない」状況をなんとかくぐり抜けてきました。このあたりは、「人生の借り」をつくった時期だったと言えるかもしれません。

なぜかというと、結果的に「心臓外科ひとすじ」を決めるきっかけになった父の病を治せずに、大切な父親を失うという予期せぬ出来事を経験したからです。あたかも、それまで息子がためてきたツケを自らの命をかけてすべて払うようにして、父は帰らぬ人となったのでした。この出来事にはたいへんな打撃を受けましたが、その後も心臓外科医としての炎は青白く弱かったものの決して消えることはありませんでした。いや、この出来事を通じて、心臓外科医という仕事を選んだことは、自らの宿命とさえ思うようになったのです。

片手を上に伸ばして届いたところまで体全体を全力で引き上げる。このような心意気で、新東京病院の第一例目から一〇年間続けてきました。その間に三〇〇〇例以上の手術を、前例がないほど良好な成績で積み上げてきたという自負はありましたが、それも亡くなった父のような患者さんの姿は見たくないという一心からでした。そして、目の前の患者さんだけでなく、より多くの方々へ良いことができるように、一途《いちず》に自分を励まして実践してきました。

そして、時代の要請もあったのですが、医師になるときに進路として選択しなかった大学病院で腕をふるうようになろうとは意外中の意外でした。しかしその頃には市中病院で感じた限界を突破して、患者さんだけでなく後に続く若い医師たちに、より高い頂《いただき》を自らが現役の間に見せてあげたいという思いも募っていたのです。

また、現在の職場である順天堂大学では、教授職にありながら、研究領域や病院運営に関しては幹部の方々が大目に見てくれる寛容さがありました。これは他の組織では難しいことでしょう。私には、「心臓外科ひとすじ」を極めるところまで極めろと後押しされているようにさえ思えたのです。

そのような多くの方々からいただいた見えない力があったからこそ、天皇陛下の執刀医という栄誉を得られたのだと思います。もちろん、これまで手術した六〇〇〇例以上の患者さんたちからいただいた貴重な経験が、この手術を平常心で完璧に行えたことにつながっているのは言うまでもありません。

陛下が予想以上のご健康を取り戻したことで、お世話になった方の一部からは、ねぎらいの言葉とともに現役外科医として最高の栄誉を手にしたのだから、ここで第一線を引くという考え方もあると言われました。しかし私は、そのようなことは全く考えませんでした。たしかに冠動脈バイパス手術では道を極めたとはいえ、それ以外の手術でもさらにうまくなれるはずだし、より多くの患者さんに高いレベルで貢献しなければならないと思ったのです。「自分こそ最も患者さんを治す確率が高い医師なんだ」。こんな気持ちが沸々《ふつふつ》と湧いてきました。

この本を執筆するきっかけになったのは、NHKの「プロフェッショナル　仕事の流儀」でした。番組でも紹介された二人の患者さんへの手術についてはこの本にも記しましたが、より高いレベルで患者さんに貢献したいという思いが支えになっていたからこそ、お二人には社会復帰につながる手術ができたと思っています。

おそらくはここに至るまでの蓄積と同じくらいのもの、いやそれ以上のものを準備しなければ、次の関門は越えられないでしょう。しかし、心臓外科医としてこの道を生きると決めた以上は、前方に高いハードルが待ち構えていても進まなければならないのです。これまで支えてくれた家族、仲間、そして経験を与えてくれた患者さんたちのためにも、この道ひとすじに。

二〇一三年一月

天野　篤

協力　伴田　薫
NHK「プロフェッショナル」制作班
（山本隆之、横山友彦）
校閲　山本則子
写真提供（カバー）　朝日新聞社
写真撮影（第一章扉）　岡　克己
図版作成　原　清人
DTP　佐藤裕久

天野 篤 あまの・あつし
1955年、埼玉県生まれ。心臓外科医。順天堂大学医学部教授。
日本大学医学部卒業後、亀田総合病院心臓血管外科、
新東京病院心臓血管外科、
昭和大学横浜市北部病院循環器センター長・教授などを経て現職。
2012年2月、天皇陛下の冠動脈バイパス手術の執刀医となる。
通算手術数は約6000例、成功率は98%。
心臓オフポンプ手術における日本の第一人者である。
著書に『一途一心、命をつなぐ』(飛鳥新社)など。

NHK出版新書 401
この道を生きる、心臓外科ひとすじ
2013(平成25)年2月10日 第1刷発行

著者 天野 篤 ©2013 Amano Atsushi
発行者 溝口明秀
発行所 NHK出版
〒150-8081東京都渋谷区宇田川町41-1
電話 (03) 3780-3328(編集) (0570) 000-321(販売)
http://www.nhk-book.co.jp (ホームページ)
http://www.nhk-book-k.jp (携帯電話サイト)
振替 00110-1-49701

ブックデザイン albireo
印刷 三秀舎・近代美術
製本 二葉製本

Printed in Japan ISBN978-4-14-088401-0 C0295

NHK出版新書好評既刊